ÉTUDE

SUR LA

LARYNGITE SYPHILITIQUE

PAR

L.-C.-M.-G. PERTHON DE LAMALLERÉE

Docteur en médecine de la Faculté de Paris,
Ancien externe des hôpitaux de Paris.
Ancien chef de clinique laryngoscopique,
Interne à l'Asile national de Vincennes,
Membre de la Société d'ethnographie.

PARIS

A. PARENT, IMPRIMEUR DE LA FACULTÉ DE MÉDECINE

29-31, RUE MONSIEUR-LE-PRINCE, 29-31

1880

ETUDE

LARYNGITE SYPHILITIQUE

PAR

L.-C.-M.-G. PERTHON DE LAMALLERÉE

Docteur en médecine de la Faculté de Paris,
Ancien externe des hôpitaux de Paris.
Ancien chef de clinique laryngoscopique,
Interne à l'Asile national de Vincennes,
Membre de la Société d'ethnographie.

PARIS

A. PARENT, IMPRIMEUR DE LA FACULTÉ DE MEDECINE

29-31, RUE MONSIEUR-LE-PRINCE, 29-31

1880

A MON PÈRE ET A MA MÈRE

A MON PRÉSIDENT DE THÈSE

M. LE PROFESSEUR VERNEUIL

A MES MAITRES DANS LES HOPITAUX

Que mon excellent maître, M. le Dr Khrishaber, me permette de lui dédier ce travail, que je lui offre en témoignage de toute ma reconnaissance, des précieuses leçons et des documents qu'il m'a donnés.

Je le remercie de m'avoir confié sa clinique pendant plus d'une année. C'est là, que, frappé de la difficulté d'étudier les manifestations syphilitiques du larynx, j'ai entrepris de réunir en un seul corps, les documents relatifs à la question, épars dans une foule d'ouvrages ou de communications faites aux sociétés savantes.

J'y joins onze observations personnelles; elles ont été prises, pendant mon internat, à l'Asile national de Vincennes, tant dans le service auquel j'étais attaché que dans les services voisins et à la clinique de M. Krishaber.

Une première partie comprendra l'étude de la laryngite syphilitique avant le laryngoscope, une seconde l'étude de la même laryngite, après l'invention du laryngoscope.

ÉTUDE

SUR LA

LARYNGITE SYPHILITIQUE

PREMIÈRE PARTIE

AVANT LE LARYNGOSCOPE

Avant l'année 1858, où Jean Czermak, professeur de la faculté de Pesth, inventa le laryngoscope, la syphiliographie laryngée était bien pauvre, attendu qu'elle était privée de son meilleur moyen d'investigation ; on raisonnait par analogie et l'on n'arrivait pas toujours à l'autopsie, qui seule pouvait confirmer un diagnostic. Du reste, les autopsies de laryngites syphilitiques étaient alors aussi rares qu'elles le sont aujourd'hui ; avant le laryngoscope, on trouve peu d'écrits sérieux, et encore parmi les écrits que nous retrouvons, il n'en est pas, si l'on en excepte les autopsies relatées, qui puissent entraîner notre conviction, car on est toujours en droit de se défier d'un raisonnement par analogie ; du reste, les écrits anciens, pour la plupart, signalent seulement la lésion probable du larynx sans la décrire. C'est ainsi que nous trouvons dans l'antiquité des auteurs qui signalent une lésion laryngée dans diverses périodes de la syphilis ; mais nous n'avons trouvé aucune description de la lésion.

D'après M. Lancereaux (1), les plus anciens écrits sur la question sont ceux des Chinois, qui parlent d'ulcères de la gorge chez des gens qui ont eu une maladie, qui pour nous, à l'heure qu'il est, n'est autre que la syphilis.

Dans le Scrutatus, qui est le traité hippocratique de la médecine indienne, on trouve le passage suivant, après la description exacte de l'ulcère de la verge, que nous nommons chancre induré : « Les humeurs mises en mouvement se portent vers les parties supérieures et occasionnent dans le nez, l'œil, l'oreille, la bouche et la gorge, des hémorrhoïdes. »

Chez les Grecs et les Latins, les ouvrages de Celse et d'Arétée parlent des accidents éloignés du chancre, et ils disent que chez quelques sujets la luette est détruite jusqu'à l'os du palais et les amygdales jusqu'à la racine de la langue et de l'épiglotte.

Plus tard, Martial (2), dans ses épigrammes, nous dit en parlant du Fellator, chez les Cimèdes :

> *Qui recitat lana fauces et colla revinctus,*
> *Hic se posse loqui, posse tacere negat.*

(1) Lancereaux. Traité hist. et prat. de la syphilis, 1ʳ partie.
(2) Martial. Epigrammes, liber. III, nº 71.

Au moyen âge, presque tous les auteurs qui ont écrit sur les fameuses épidémies de syphilis qui sévirent sur les diverses parties du monde connu, parlent de lésions laryngées ; quelques-uns même en font un signe de diagnostic.

Frascastor, en 1546, écrivait qu'à la suite de la fameuse épidémie du xve siècle dont il fut témoin, certains malades avaient les parties supérieures attaquées ; ils avaient des fluxions malignes qui rongeaient tantôt le gosier et la trachée artère, etc., etc.

Bell, en 1694 (1), nous dit que les soldats de Cromwel furent sujets à une maladie caractérisée par des bubons, des naudus et des ulcères siègeant de préférence dans la gorge, etc., etc., et guérissant par le mercure.

Astruc (2), en 1736 (c'est le premier qui nous fait de l'anatomie pathologique), dans son traité *de morbis venereis*, a le passage suivant :

Les fonctions vitales qui sont du ressort des organes contenus dans le thorax sont habituellement, et de façons fort diverses, lésées dans la syphilis, soit que la cause puisse en être rattachée : 1° à un tubercule ou une gomme, à la période de crudité ou de suppuration et qui est cachée dans le parenchyme du poumon ; 2° soit par une âcreté particulière de l'humeur trachéale, âcreté due à la maladie syphilis, etc., etc.

De là donc, on observe chez les syphilitiques de la dyspnée, de l'asthme, de l'orthopnée qui diffèrent de beaucoup, suivant qu'ils sont dus à une stase sanguine dans le poumon, ayant pour cause la lenteur de la circulation occasionnée par l'épaississement du cruor ou à une tumeur

(1) Bell. De morbis venereis.
(2) Astruc. De morbis venereis.

gommeuse ou tuberculeuse qui retarde la circulation. La toux, chez eux, est due à l'âcreté de l'humeur trachéale qui irrite les bronches.

Les hémoptysies peuvent être provoquées par des ulcérations de la trachée ou des bronches, par de l'humeur trachéale trop âcre.

Il explique les vomiques par les gommes qui se vident.

Morgagni (1682-1775), épître 42, parle d'ulcérations situées sur l'épiglotte d'un jeune homme et d'une vieille femme dont il fit l'autopsie, et qui tous les deux avaient eu des manifestations syphilitiques.

Plus loin (epist. 44 (15), il rapporte l'autopsie d'un vieillard syphilitique qui ne pouvait plus parler; il trouva le voile du palais en partie détruit, l'épiglotte dépourvue de ses ligaments glosso-épiglottiques et tellement couverte de cicatrices que jamais partie ne le fut davantage. C'est pourquoi ce cartilage était inégalement triangulaire, et beaucoup plus semblable à celui d'un chien qu'à celui d'un homme ; de plus, la lésion s'étendait au larynx et à la trachée, l'un des aryténoïdes était comme luxé et non parallèle à son correspondant.

Honoratius Bonnevie, 1758(1), observa en Norvège, à Egersund et à Stavanger, une maladie apportée par un navire russe. « Des Norvégiennes allaient quelquefois voir les matelots et en revenaient avec des ulcérations aux parties génitales, et plus tard elles en avaient de semblables dans le fond de la bouche, etc., etc. Tous ces accidents étaient justiciables du mercure. »

Swediaur (2) dit que « les Canadiens eurent une épidémie

(1) Lancereaux, loc. cit.
(2) Swediaur. Practical observation on venereal complaints, 1788.

qui s'annonçait par de petites pustules aux lèvres et dans
le fond de la bouche ; ensuite ils avaient des dépôts (gommes) considérables, des ulcérations dans la bouche et dans
la gorge, etc., etc... On voyait survenir chez eux de la gêne
dans la respiration, dans la phonation, de la toux, de la
difficulté dans la déglutition, etc., etc. »

Zecchinelli, 1789, qui fut témoin de la Falcadina qui
sévit sur les villages tyroliens des bords de l'Adriatique
en 1786, décrit des ulcères de la gorge chez ses malades.

Ces mêmes ulcérations furent retrouvées assez fréquemment dans le Scherlieno et la maladie de Fiume, qui
s'étendirent, l'année 1800, sur les côtes de l'Illyrie.

Bell (1), en 1806, nous dit dans son ouvrage comme l'infection se gagne généralement en mangeant ou buvant dans
les mêmes vaisseaux que ceux qui sont attaqués de la maladie ; souvent elle attaque la gorge ou quelque partie de
la bouche.

Les ulcères de la gorge ressemblent aux ulcères vénériens ordinaires, et occasionnent la perte de la voix. Ces
ulcères s'étendent avec plus de rapidité que ne le font les
ulcères syphilitiques ordinaires ; ils détruisent quelquefois
la luette et les amygdales en peu de jours.

Il leur reconnaît pour cause un apport trop considérable du sang dans les glandes, de telle façon que les vaisseaux absorbants sont au-dessous de leur tâche, et la partie
la moins subtile du sang séjournant sur l'épithélium s'y
épaissit et acquiert une acrimonie qui stimule le tissu
cellulaire, le développe et détermine ainsi la formation de
tumeurs inflammatoires, lesquelles finissent par s'ulcérer

(1) Bell. T. II, p. 627.

et fournir une humeur qui corrode tous les endroits qu'elle touche.

En 1824, *Richond* (1), médecin aide-major, fait une communication à l'Académie sur la maladie vénérienne, et nous y trouvons le passage suivant, qui est la soixante-dix-huitième proposition de sa communication, laquelle en renferme quatre-vingt-neuf : « Les ulcères de la gorge, des amygdales, de la bouche, doivent être attaqués par des saignées capillaires faites au sommet du col, des gargarismes adoucissants, des vapeurs émollientes dirigées vers le mal, des révulsifs du canal intestinal ou de la peau. »

Jourdan. 1826, toutes ces irritations peuvent se propager plus ou moins loin et de proche en proche. Ainsi que nous le voyons, quand les lésions se propagent de la bouche au larynx, et quand elles s'y fixent à l'état chronique, elles donnent lieu à l'une des complications les plus sérieuses : la phthisie laryngée.

Lagneau, 1828 (2). Le larynx peut être affecté de chancre (par là il entend ulcération vénérienne).

Les chancres du larynx et de la trachée sont excessivement graves et entraînent rapidement la mort des malades. Cependant ils guérissent parfois (observation de Massa Nicolas, prince français qui eut une fistule laryngée à la suite de nécrose syphilitique). Il est probable que la phthisie laryngée de nature syphilitique est due à des ulcérations de ce genre, soit que l'ulcération ait précédé ou non la nécrose du cartilage, laquelle s'observe fréquemment dans les dernières périodes de la maladie.

(1) Bull. de l'Ac., 1824.
(2) Maladies syphilitiques, t. I, p. 277, 1828.

On doit en soupçonner l'existence toutes les fois que la voix est altérée, rauque, que le malade accuse des douleurs avec exacerbation nocturne, avec crachats purulents striés de sang. Je crois néanmoins qu'il est de ces affections, et en plus grand nombre qu'on ne le suppose, qui guérissent sous l'effort du traitement dirigé contre une manifestation autre de la syphilis. Dans ces affections, je place les aphonies et les enrouements syphilitiques.

Idem, p. 437. Quelquefois la syphilis constitutionnelle porte son action sur les cartilages du larynx, en détermine la carie et, par suite, détermine une phthisie laryngée qui enlève le malade avec une rapidité effrayante. C'est ainsi que Monteggia en cite un exemple chez une femme chez laquelle la carie avait eu lieu indépendamment d'ulcération laryngée (*Compendia sulle malattie venerce*).

La raucité de la voix, l'aphonie, une douleur sourde et quelquefois un gonflement assez visible à la partie antérieure du cou, annoncent de fâcheux symptômes. Alors le médecin doit agir rapidement et par tous les moyens en son pouvoir : antivénériens, révulsifs énergiques, s'adresser aux sudorifiques exotiques sous forme de sirop très rapprochés; le mercure doit être employé avec beaucoup de précautions, à cause de ses propriétés irritantes. Cependant il faut l'employer, comme le prouve le cas d'Alibert qui guérit avec du sublimé un malade de ce genre; il avait une phthisie laryngée qu'il reconnut être de nature syphilitique.

Vigier, 1833, présente à la Société d'anatomie un larynx dont l'épiglotte a été détruite totalement par un ulcère vénérien. Il y avait aphonie, la déglutition était normale.

Barth, 1835, présente à la Société anatomique le larynx

d'un syphilitique, qui présentait une infiltration gélati-
neuse du tissu cellulaire, une tumeur rouge pâle, à surface
inégale formée par la réunion de plusieurs tumeurs secondaires vénériennes obstruant la moitié postérieure de l'ouverture de la glotte; le bord postérieur et supérieur du cartilage cricoïde était érodé, friable et détruit en partie, ainsi
que l'aryténoïde du côté droit, avec un trajet fistuleux qui,
partant de là, se rendait à l'œsophage où il s'ouvrait.

Deruelles, 1836, consacre, dans son Traité des maladies
vénériennes, environ une page aux affections du larynx ;
il ne parle que des ulcères et donne les symptômes suivants :
Une toux âpre souvent répétée accompagnée d'un son
rauque et croupal, annonce que la membrane muqueuse du
larynx est frappée d'irritation ; elle s'altère de plus en plus
et s'ulcère ; le malade fait entendre quelques éclats de voix
en parlant, et bientôt il est atteint d'aphonie ; ce n'est qu'a-
vec peine qu'il peut parler. Son teint est pâle, livide, et son
corps tombe dans un état irrémédiable de faiblesse. On sent
que le larynx est dur au toucher ; lorsqu'on le fait mouvoir,
on entend un bruit particulier de craquement ; il est gonflé,
sans changement de couleur à la peau. Cette affection
peut exister longtemps sans amener de grands désordres,
mais les organes thoraciques finissent par s'altérer et la
phthisie en est ordinairement la conséquence.
Comme traitement, il n'est pas partisan du mercure, et
se borne à l'emploi de cautères et de moxas sur la partie
laryngée.

Trousseau et *Belloc* (1), écrivaient en 1837. Nous avons
dit, en parlant de la douleur, qu'en général elle était nulle

(1) Trousseau et Belloc. De la phthisie laryngée, p. 223.

dans la phthisie laryngée simple. Il n'en est pas de même dans la phthisie laryngée syphilitique. Quelquefois la douleur est très vive dans l'acte de la déglutition plutôt que lorsque l'on presse la partie antérieure du larynx.

Cette douleur s'explique par les conditions dans lesquelles se trouvent ordinairement l'arrière-bouche et les amygdales. Le plus souvent ces parties sont couvertes d'ulcères ou profondément sillonnées de cicatrices ; le voile du palais est quelquefois ulcéré. Dans tous les cas, il existe un érythème considérable de la membrane muqueuse, et, assez fréquemment, un gonflement plus ou moins notable du tissu cellulaire sous-muqueux. Quelquefois on rencontre un œdème de la luette et des piliers antérieurs du voile du palais. On doit toujours pratiquer le toucher, et l'on reconnaît alors, dans certains cas, la présence de végétations syphilitiques dans le pharynx et l'ouverture supérieure du larynx.

Lorsque l'ulcération est située dans le larynx, il est impossible de la reconnaître sans les commémoratifs ou les accidents cutanés concomitants.

La marche de la phthisie laryngée syphilitique n'est pas la même que celle de la phthisie laryngée simple. Dans cette dernière, le mal débute ordinairement par le larynx ou la trachée. La phthisie laryngée syphilitique est au contraire, dans le plus grand nombre des cas, l'extension des lésions du pharynx ou des fosses nasales si commune dans la vérole. Ainsi faut-il avoir grand égard à cette allure spéciale de la laryngite syphilitique, car l'expérience démontre que le larynx est ordinairement le siège de lésions analogues à celles que l'on observait naguère dans la gorge. Ainsi, à une syphilis erythémateuse des fosses nasales et du pharynx succède une laryngite non ulcéreuse et, au contraire, on a lieu de présumer qu'il existe dans le larynx

des ulcères syphilitiques et une nécrose, lorsque l'on observe dans les fosses nasales une lésion analogue, et que
les amygdales et le voile du palais ont été profondément
ulcérés.

Barth (1) parle d'un homme antérieurement atteint de
syphilis : destruction de la cloison du nez ; à la suite d'un
refroidissement, toux, respiration sifflante, projection du
larynx à chaque inspiration, crachats abondants purulents,
pas de tubercule au poumon, sensation d'obstruction du
larynx.

Traitement. — Révulsifs, anti-syphilitiques.

Mort subite par asphyxie.

Autopsie. — Rétrécissement de moitié de la largeur de
la glotte, par suite du gonflement des cordes vocales ; il en
est de même du larynx, par suite du gonflement des parois
droites du thyroïde et du cricoïde. qui est ossifié et nécrosé ;
il présente une profonde ulcération ; le fond de l'ulcère est
grisâtre, à bords élevés ; cette ulcération comprend toute
la hauteur du cricoïde à la face antérieure.

Mémoire de Barth (2), *sur les ulcérations laryngées,
juin* 1839. — Précieuse monographie qui ne peut souffrir
l'analyse. Aussi, de peur de lui faire perdre de son mérite,
renvoyons-nous à cette publication.

Barth, 1840, présente à la Société d'anatomie le larynx
d'un homme mort de syphilis constitutionnelle. L'épiglotte
est le siège d'ulcérations cicatrisées et de plusieurs fistules
qui font communiquer le larynx avec le pharynx ; les cartilages sont en partie ossifiés et nécrosés.

(1) Barth. Arch. gén. de méd., 1838, 2ᵉ série, t. VI, p. 257.
(2) Barth. Arch. gén. de méd., 1839, t. V, 3ᵉ série, p. 137.

A ce propos, il fait remarquer que la marche de la syphilis dans le larynx est pour ainsi dire descendante, tandis que celle de la phthisie est ascendante ; dans cette dernière, c'est la face postérieure de l'épiglotte qui est atteinte de préférence. Les lésions cartilagineuses sont les mêmes.

Cazenave (1), en 1826, disait : L'inflammation ulcérative de la membrane muqueuse du larynx peut devenir l'occasion d'accidents les plus sérieux et les plus graves qui se manifestent par les symptômes de la laryngite chronique, ou mieux, de la phthisie laryngée, sauf quelques différences relatives au siège de l'ulcération.

Si, par exemple, c'est la membrane muqueuse de la glotte qui est atteinte, la déglutition est difficile, surtout celle des liquides ; la voix est altérée, perd seulement de sa sonorité si l'inflammation reste au-dessus des ligaments aryténoïdiens ; mais si elle pénètre plus profondément, l'aphonie est complète et enfin la respiration est gênée, sifflante quand l'inflammation ulcérative occupe le centre des ligaments aryténoïdiens : elle l'est moins si c'est la partie postérieure qui est malade. Quoi qu'il en soit, le malade accuse ordinairement un sentiment de douleur, quelquefois un sentiment de gêne insupportable au niveau du cartilage thyroïde qui, dans quelques circonstances, augmente de volume ; la voix s'altère de plus en plus, la respiration sifflante s'effectue avec un bruit qui s'entend à distance ; à de rares intervalles, mais plus souvent le matin, le malade expectore, après des efforts inouïs, une matière purulente peu abondante, quelquefois mêlée de quelques stries de sang. A chaque crise, le malade semble prêt d'asphyxier : à ces symptômes viennent s'ajouter quelquefois de la fièvre

(1) Cazenave. Traité des syphilides, 1828, p. 444.

vespérale, des sueurs nocturnes et une émaciation rapide.

La laryngite ulcéreuse, bien qu'elle ne se présente pas toujours avec ce cortège terrible, est sans contredit l'une des complications les plus à redouter d'une éruption syphilitique qui alors peut venir trancher un diagnostic douteux et pourtant de la plus haute importance.

Communication à la Soc. d'anat. (Cruveilhier, Colin, Barth et Broca) (1), *à propos des altérations des cartilages du larynx.* — Ce dernier dit : Magendie a démontré que la déglutition peut se faire chez les sujets dont l'épiglotte a été détruite, car le larynx s'élève davantage ; ainsi l'occlu sion peut néanmoins se faire complètement.

Vidal de Cassis (2) écrivait : en 1853. Il est des cas où l'affection de l'arrière, gorge et du pharynx s'étend jusqu'à l'épiglotte ; de là, des désordres graves dans la déglutition. Cette affection, qui est en général sous forme ulcéreuse, peut atteindre l'appareil phonateur et occasionner dans la voix des altérations bien plus prononcées, mais variables, suivant qu'elles affectent les parties supérieures ou qu'elles pénètrent dans l'intérieur même du larynx ; elle peut donner lieu aussi à l'œdème de la glotte.

Quand ces ulcérations existent indépendamment d'une affection de la cavité buccale, il est souvent très difficile d'en reconnaître la nature et d'en bien établir le diagnostic différentiel. Selon M. Reynaud, la laryngite ulcéreuse ne surviendrait souvent que longtemps après les symptômes primitifs. Elle produirait tous les symptômes des maladies ordinaires du larynx, tels que gêne ou douleur fixe au

(1) Bull. de la Soc. anat., 1850.
(2) Vidal de Cassis. Traité des mal. vén., p. 414.

niveau du cartilage thyroïde, dont le volume s'accroît quelquefois d'une façon manifeste ; altération de la voix, dyspnée, toux saccadée et efforts pour expulser les mucosités qui obstruent la glotte, et après lesquelles les malades rendent un peu de matières purulentes, dans quelques cas, mêlées de stries sanguines.

Le mal, par sa persistance, peut amener de la fièvre avec sueurs nocturnes, et tout le cortège de la phthisie laryngée. Les autres parties du larynx participent quelquefois à la maladie et en augmentent la gravité. Dans les cas heureux où l'on guérit, il reste généralement des altérations plus ou moins profondes de la voix.

Le traitement est celui des manifestations de la bouche dites secondaires ; mais si l'affection persiste ou si elle survient longtemps après des syphilides tertiaires, on aura recours à l'iodure de potassium. S'il s'agit d'une nécrose qui jouera le rôle de corps étranger, la vie du malade est très exposée.

Yvarem (1), 1854, rapporte dans un livre intitulé : *Métamorphoses de la syphilis*, l'observation d'ulcérations syphilitiques du larynx faisant croire à de la phthisie laryngée, et qui, une fois leur cause connue, furent guéries par le traitement spécifique.

Plus loin il donne l'observation d'un œdème syphilitique de la glotte simulant l'emphysème, et il ajoute :

Considéré en lui-même, et en dehors des signes fournis par les commémoratifs et par les accidents coexistants, l'œdème syphilitique de la glotte ne diffère en aucun point de l'œdème développé sous l'influence d'autres causes morbifiques ; tous les deux ont la même marche, peuvent

______

(1) Yvarem. Des métamorphoses de la syphilis, 1854.
De Lamallerée.

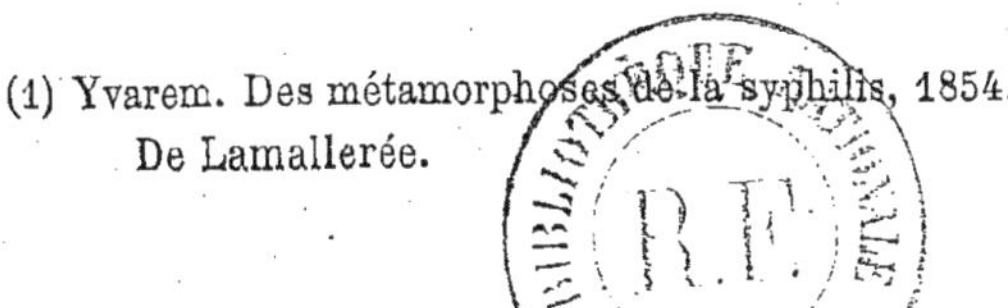

s'accompagner d'une inflammation fort grande ou très restreinte.

Si l'œdème laryngé syphilitique se développe rapidedement, il paraît être dû : soit à des ulcérations, soit à des pustules plates ou à des tubercules placés à l'entrée du larynx.

Si la laryngite œdémateuse *a lue venerea* s'établit lentement, on la verra succéder à des végétations, à l'inflammation spécifique des cartilages, à des ulcères ou à des tubercules à évolution lente.

Les symptômes de l'angine œdémateuse sont, à quelques nuances près, absolument les mêmes, que la syphilis soit ou non la cause de la maladie. L'inspection de la gorge, son exploration avec le doigt, peuvent devenir de très bons signes de diagnostic, toutes les fois que les ulcérations ou les tubercules s'étendront des piliers du palais, des amygdales, de la base de la langue à la muqueuse du larynx, et même, quand les yeux ne verraient rien, on peut affirmer la nature syphilitique de l'œdème quand le doigt plongeant au-delà de l'épiglotte, reconnaîtra le bourrelet ulcéré ou tuberculisé de la laryngite œdémateuse syphilitique, qu'il est facile de ne pas confondre avec le bourrelet mou et rémittent de l'œdème non syphilitique de la glotte.

Si ces signes, pour une cause ou une autre, ne peuvent être perçus, la meilleure source où l'on puisse puiser des renseignements sont les manifestations cutanées coexistantes.

C'est surtout dans l'œdème de la glotte que le traitement mercuriel agit d'une façon remarquable et sauve, en quelques jours, les malades de la trachéotomie ou de la mort.

L. Labbé (1) fait à la Société d'anatomie en 1867, une *communication au sujet d'un œdème syphilitique de la glotte*. — Les accidents laryngiens remontaient à plusieurs mois : ulcération sur le côté droit de l'épiglotte, exostose au devant du sternum après plusieurs alternatives de mieux et de plus mal, quant à la dypnée, la malade meurt ; on soupçonne la nécrose de l'un des cartilages. A l'autopsie, l'aryténoïde droit est trouvé luxé, tombant dans la glotte et l'obstruant ; l'articulation crico-aryténoïdienne s'ouvrait dans une vaste ulcération, les cartilages voisins étaient dénudés.

A la suite de cette communication, une discussion sur les indications de la trachéotomie dans ces cas. Bailly, Bucquoy, Blondeau, Vidal et Axenfeld y prennent part, et ce dernier la termine en concluant qu'on doit toujours pratiquer l'opération, quel que soit l'état désespéré du malade. On compte des succès et l'on doit, laissant de côté la responsabilité médicale mal comprise, se guider toujours sur l'intérêt du malade.

D'après *Virchow* (2), la carie et la nécrose peuvent succéder, soit : 1° à des ulcères rongeants des parties molles ; c'est le plus grand nombre des altérations du voile du palais, du nez et du cartilage thyroïde où l'on voit le périchondre être détruit, les cartilages dénudés et finalement nécrosés.

Et plus loin, chap. IX, p. 149 : Le larynx est la partie des voies respiratoires, après le nez et le pharynx, qui est le plus souvent soumise aux altérations produites par la

(1) Labbé. Bull. de la Soc. anat., juillet 1857.
(2) Virchow. Syphilis constitutionnelle, 1859-60, p. 35.

diathèse syphilitique, et qui présente les lésions les plus importantes. Il y a peu à dire sur le début de l'affection ; ordinairement on ne peut observer que d'anciennes ulcérations ou des cicatrices.

J'ai décrit plus haut un cas de destruction partielle de l'épiglotte après une syphilis pharyngienne. Les choses ne se passent pas habituellement ainsi. Quand le mal dépasse le pharynx, il attaque plutôt la base de la langue que le larynx proprement dit. Dans le plus grand nombre de cas, l'affection est localisée au larynx.

Il faut bien séparer la raucité syphilitique, suite d'un simple catarrhe laryngé chronique, de la laryngite syphilitique vraiment ulcéreuse. Sur ce point, mes recherches chimiques concordent entièrement avec mes recherches anatomiques.

Dans le cas de syphilis avancée, on voit l'affection atteindre toute la face interne de l'épiglotte, les ligaments aryténo-épiglottiques, les cordes vocales et la portion inférieure du larynx. On trouve habituellement en même temps une périchondrite laryngée, et l'on observe ces nécroses si bien décrites par Ricord et Rheiner.

Ici encore, il semble que la caractéristique de l'affection est, comme je le disais à propos des cicatrices osseuses, une certaine improductivité dans le travail de cicatrisation formant un contraste frappant avec la prolifération abondante autour de l'ulcération. La masse cicatricielle est excessivement dure, calleuse ; elle se rétracte facilement et amène un rétrécissement du larynx, sur ses bords on voit s'élever des proliférations papillaires, elles sont soulevées par des masses cicatricielles ; elles ont l'aspect de trabécules ou de tampons lisses, blanchâtres, épais, et sont constituées par un tissu conjonctif épais, sclérosé, d'aspect cartilagineux.

Bazin (1) range, parmi les accidents de transition, la phthisie syphilitique qu'il décrit ainsi : Dans cette affection, les altérations peuvent débuter d'emblée par le larynx ou l'envahir de proche en proche après s'être manifestées sur le pharynx. Elles consistent au début dans le gonflement inflammatoire de la totalité ou d'une partie limitée de la muqueuse et du tissu cellulaire sous-muqueux ; mais bientôt des ulcérations s'établissent, elles gagnent en profondeur et en surface ou détruisent en entier les cordes vocales et les muscles phonateurs, atteignent les cartilages laryngiens, en provoquent l'ossification et finalement la nécrose. Il semble douteux que la syphilis puisse atteindre directement la charpente cartilagineuse du larynx. La cavité laryngienne se trouve ainsi transformée en une vaste ulcération anfractueuse et bourgeonnante, qui ne laisse plus passer l'air qu'avec une extrême difficulté. Si à ce moment on exerce une pression extérieure sur le larynx, on y perçoit des craquements qui annoncent l'altération des cartilages.

Ces graves lésions peuvent se montrer sans amener des troubles fonctionnels et des troubles de la santé générale,

Au début, la voix est enrouée, la respiration pénible, les malades éprouvent des picotements et une toux sèche, quelquefois quinteuse ; plus tard, leur voix s'éteint complétement et ils expectorent en abondance du pus mêlé de sang ; la déglutition devient de plus en plus pénible et difficile, soit que les ulcérations aient gagné le pharynx ou le voile du palais, soit que l'épiglotte, en partie détruite, permette aux aliments de s'introduire dans le tube aérien ; la respiration n'est pas moins gênée que la déglutition, les malades ont de fréquents accès de suffocation, et, pour les

(1) Bazin. Leçons théor. et clin. 1860.

empêcher de succomber, on est parfois obligé d'avoir recours à la trachéotomie, recours bien précaire quand on
songe à l'altération qu'a subie la santé générale, néanmoins
cette opération rend de grands services dans les cas
d'œdème de la glotte ou de nécrose avec chute d'un frag-
ment dans le larynx.

Sous l'influence de ces lésions étendues du larynx, la
santé générale s'altère, comme dans la phthisie laryngée
tuberculeuse.

Le traitement en général enraye la maladie ; mais ce qui
rend le pronostic grave, c'est la perte de la voix, ou du
moins son altération grave et persistante.

DEUXIÈME PARTIE

APRÈS LE LARYNGOSCOPE.

Pour cette seconde partie, nous avons dû abandonner la marche que nous avons suivie au commencement de notre travail, en raison de la profusion des documents. Aussi, après avoir traité de la laryngite syphilitique en général, traiterons-nous dans autant de chapitres chaque accident particulier, qui peut se présenter dans le larynx. Pour cela, nous suivrons l'ordre des divers accidents, suivant leur époque ordinaire d'apparition: primitifs, secondaires et tertiaires, cette division nous ayant paru plus logique que toute autre, ainsi que nous le démontrerons dans la discussion des diverses opinions émises sur les accidents syphilitiques du larynx.

CHAPITRE PREMIER.

DE LA LARYNGITE SYPHILITIQUE EN GÉNÉRAL.

On entend par laryngite syphilitique toute lésion concomitante ou consécutive à une inflammation d'origine syphilitique, se produisant dans le larynx, d'un sujet contaminé.

Tous les accidents syphilitiques ont été observés dans le larynx, depuis l'accident primitif jusqu'aux accidents propres à la période tertiaire; mais, sans contredit, les principaux accidents le plus souvent observés sont les ulcérations; ensuite, par ordre de fréquence, l'érythème, les érosions, l'œdème, les gommes, les altérations cartilagineuses, les plaques muqueuses et l'accident primitif, qui a été vu une fois. Nous étudierons chacun de ces accidents, suivant leur ordre habituel d'évolution.

Ces manifestations sont pour ainsi dire les lésions mères, attendu qu'elles s'entourent presque toujours de désordres concomitants ou consécutifs nés d'elles, et qui leur donnent une gravité variable suivant les différents cas.

Ces lésions occupent ordinairement, par ordre d'enva hissement, suivant M. Krishaber : 1° l'épiglotte ; 2° les ligaments thyro-aryténoïdiens supérieurs (ou corde supérieure) ; 3° les ligaments aryténo-épiglottiques qui sont le siège de suffusions d'œdème et même de suppuration ; 4°·la membrane muqueuse du vestibule du larynx ; 5° les ligaments thyro-arytenoïdiens inférieurs (ou corde inférieure); 6° enfin, la portion sous-glottique du larynx et la trachée.

Quelles qu'elles soient, et quelque soit le siège, ces lésions matérielles sont la cause constante de désordres plus ou moins prononcés dans le rôle physiologique du larynx, dont la double fonction respiratoire et phonatrice est troublée à des degrés variables.

Les lésions de la fonction respiratoire se traduisent par de la dyspnée, du cornage qui, suivant son intensité, est dit au 1er, au 2e ou au 3e degré (Krishaber). La gêne respiratoire peut être telle qu'elle nécessite la trachéotomie ; cette opération est indiquée dans nombre de cas si bien décrits par M. le professeur Trélat, dans son travail intitulé : *Des indications de la trachéotomie dans les laryngites syphilitiques.*

La fonction phonatrice, elle aussi, subit leur influence. et le désordre se traduit par l'aphonie qui, elle aussi, a été rangée en trois degrés. Dans le premier degré, la voix est voilée; dans le second elle est rauque, et dans le troisième elle est totalement éteinte et le malade ne peut plus parler qu'à voix basse.

Dans la laryngite syphilitique (*Krishaber*) (1), l'aphonie est moins souvent complète que dans la laryngite tuberculeuse, et la raison de cette différence se trouve dans la nature même des lésions et dans leur siège. Il est facile de comprendre que la rareté des lésions des cordes vocales explique le peu de fréquence de l'aphonie complète, dans la laryngite syphilitique, et même dans les cas où l'aphonie est complète, celle-ci n'est presque jamais due à une lésion des cordes vocales proprement dites, mais le plus souvent elle résulte de ce que les cordes vocales supérieures, gonflées et boursoufflées, recouvrent les cordes vocales inférieures et les empêchent de vibrer.

Une lésion de voisinage peut aussi être cause de l'aphonie : c'est ainsi qu'une lésion des nerfs récurrents, une déformation accidentelle du larynx, sa compression par une tumeur développée dans la région cervicale, des abcès, des végétations, des fongosités, des polypes existant dans l'intérieur de cet organe, peuvent occasionner une extinction de voix ; mais il n'est pas rare de l'observer en l'absence de lésions anatomiques apparentes ; elle n'en est pas moins rebelle alors, et dure parfois des années entières.

(1) Krishaber, cité par Trousseau dans ses cliniques.

Il est important de faire remarquer que dans la syphilis on a décrit des aphonies *purement nerveuses*.

M. *Diday* (1) désigne cette variété d'aphonie syphilitique sous le nom d'aphonie secondaire, pour la distinguer de celle qui existe dans la syphilis invétérée. Cette aphonie survient entre le troisième et le sixième mois à partir du début de l'accident primitif; elle débute brusquement et sans douleur. D'abord la voix a moins d'ampleur que d'habitude, puis graduellement, l'altération augmente jusqu'à l'aphonie complète; il n'y a cependant ni toux, ni dyspnée, ni réaction générale. La guérison a lieu quelquefois en moins de huit jours d'un traitement spécifique (obs. Diday et obs. Krishaber).

Pour M. Krishaber, cette aphonie se rattacherait à une lésion des muscles du larynx, qui auraient subi, sous l'influence de la diathèse syphilitique, une dégénérescence plus ou moins prononcée, mais inappréciable à l'examen laryngien.

Il ne faut pas confondre l'aphonie avec l'asynergie vocale décrite par MM. Krishaber et Peter (2), cette asynergie, qui existe sinon toujours, du moins très fréquemment au début des maladies du larynx, s'observe également à leur terminaison. Guéris, les malades ne recouvrent pas immédiatement l'intégrité fonctionnelle de leur glotte; l'asynergie vocale persiste encore pendant un temps plus ou moins long et ne cède que lentement, progressivement, et à l'aide de précautions indispensables dans l'usage de la voix.

Ce trouble fonctionnel ne réclame aucune médication énergique, mais il exige le repos de l'organe, d'abord, puis

(1) Gaz. méd. de Lyon, 1860, t. XII, p. 35.
(2) Krishaber et Peter. Dict. encycl., art. Larynx.

la reprise méthodique des fonctions phonatrices et, pour
ainsi dire, la gymnastique graduelle et prudente des muscles du larynx.

A l'aide d'une lumière très vive (celle du soleil ou de
l'électricité), on pourrait reconnaître, à la teinte de la membrane muqueuse, si la lésion est due à la syphilis ou si elle
tient à la tuberculose ; ainsi, dans le premier cas, la coloration est plus sombre.

Il serait plus difficile de reconnaître la spécificité à la
forme des ulcérations qui, en effet, dans les deux cas se
ressemblent beaucoup, si ce n'est que dans la syphilis elles
sont plus profondes, attaquent souvent les cartilages, tandis que dans la phthisie, les fibro-cartilages seuls sont
intéressés. L'œdème de la glotte est plus fréquent dans la
laryngite ulcéreuse due à la syphilis que dans celle causée
par la tuberculose.

Avec M. Mandl (1), nous insistons sur ce point qu'en cas
d'hésitation sur la nature des lésions observées dans le larynx, on doit pratiquer l'examen rhinoscopique et celui du
pharynx, régions sur lesquelles les traces indélébiles de la
syphilis trancheront souvent la question. Nous ajoutons,
de plus, qu'il ne faut pas s'en tenir là et que l'examen général du malade sera souvent indispensable ; alors il ne
faut pas hésiter à déterminer le malade à s'y soumettre.
C'est ainsi qu'aidé de tous les renseignements possibles,
on arrivera, presque infailliblement, à assurer son diagnostic.

Dans la laryngite syphilitique, il y a tendance aux végétations polypiformes qu'on rencontre dans toutes les parties du larynx et de la trachée.

La marche des affections syphilitiques est en général

(1) Trait. des mal. du larynx.

chronique (Mandl) (1) ; rarement on constate des phénomènes aigus. Chez l'adulte (d'après M. Isambert (2), il est
impossible d'admettre des périodes réglées et précises,
dans les manifestations syphilitiques du larynx, autant que de fixer un rapport précis, entre l'ordre et la
date, des manifestations laryngées, et des manifestations
cutanées.

Comme la syphilis générale, la syphilis laryngée affecte
une marche irrégulière, elle présente des apparences de
guérison et des rechutes, sans motif appréciable, dans un
grand nombre cas ; dans quelques-uns, cas assez rares, on
peut le dire, on observe des manifestations précoces, vers
le larynx, mais ce fait est loin d'être la règle commune ;
aussi voit-on des accidents tertiaires dans la bouche, alors
que le larynx n'a jamais été le siège d'aucune lésion.

Il n'existe, comme M. Ferras (3) l'a prouvé dans sa
thèse, aucun parallélisme entre les manifestations cutanées et les accidents laryngés ; s'il y a concomitance,
c'est par simple coïncidence. M. Ferras, a très bien démontré combien ces manifestations internes sont incon-
stantes, et surtout combien elles sont indépendantes des
dermatoses syphilitiques ; il combat la division, en laryngite secondaire et tertiaire, et n'admet que la laryngite
non ulcéreuse et la laryngite ulcéreuse. Il doute de l'existence de la plaque muqueuse, la nie même, dans le larynx
bien entendu ; il dit que d'après la lésion cutanée on ne
peut pas affirmer la lésion laryngée : du reste, on rencontre
chez des syphilitiques qui en sont à la première période,
et cela assez fréquemment, une laryngite ulcéreuse, de
même que chez un individu atteint de gommes et d'exos-

(1) Mandl. Loc. cit.
(2) Isambert. Leçons cliniques.
(3) Ferras. Th. de Paris, 1872.

toses, il n'est pas rare de voir survenir une laryngite non ulcéreuse.

Quatre causes principales existent pour provoquer la laryngite : les refroidissements, le tabac, l'alcool et le chant. En thèse générale, la laryngite, ulcéreuse ou non, est relativement rare chez les syphilitiques. C'est en raison de tout cela que la dénomination de secondaires et tertiaires pour les laryngites syphilitiques paraît erronée à M. Isambert ainsi qu'à M. Ferras ; ce dernier ne reconnaît que des laryngites ulcéreuses et non ulcéreuses, mais peut-être a-t-il été trop loin et a-t-il trop précisé. Suivant M. Isambert, il serait plus convenable de dire : accidents de généralisation récente et accidents de généralisation tardive.

Néanmoins, suivant M. Dance (1), on peut reconnaître trois stades, dans l'évolution de certaines laryngites syphilitiques : la première est constituée par l'érythème, dans la seconde période plus avancée, celle des iritis des testicules syphilitiques, etc. On rencontre fréquemment (obs. 38 et 31, thèse Dance) un gonflement considérable du vestibule du larynx : c'est parfois la seule lésion que l'on observe, soit qu'il n'en existe réellement pas d'autres, soit que l'inspection de la cavité laryngienne soit rendue impossible par ce gonflement (obs. 33, thèse Dance).

Dans les obs. 31 et 32 (thèse Dance), outre la laryngite et le gonflement des cordes supérieures il y avait, de plus, une saillie papulo-tuberculeuse du volume d'un grain de millet sur les cordes inférieures : c'est là ce que Cusco appelle éruption papulo-tuberculeuse.

A une époque encore plus avancée apparaissent les gommes dont l'ulcération produit ces énormes désordres, désignés sous le nom de phthisie laryngée syphilitique, par

(1) Dance. Th. Paris, 1864.

Stork, Richard, Marton, Frédéric Hoffman, Boehr, Cazenave, Biett, Chauffard et surtout Trousseau et Belloc.

En résumé, ce qui caractérise pour M. Dance la première éruption, c'est l'érythème pur et simple, et la rareté
du gonflement. La seconde : les papules, les plaques muqueuses, le gonflement des cordes supérieures, la raucité de
la voix. La troisième est parfaitement reconnaissable, à
son éruption papulo-tuberculeuse ; de plus, les manifestations diathésiques générales aideront à fixer l'âge des
manifestations laryngées.

Pour nous, nous reconnaissons trois stades dans la
laryngite syphilitique : stades inconstants et dont les premiers peuvent faire défaut, sans exclure les stades suivants :

Nous décrivons : une laryngite primitive caractérisée
par le chancre du larynx ;

Une laryngite secondaire caractérisée par l'érythème et
les plaques muqueuses.

Une laryngite tertiaire caractérisée par les ulcérations,
les érosions, les végétations, les gommes, les cicatrices, les
nécroses et l'œdème.

Le pronostic, suivant M. Mandl (1), est favorable, si le
traitement spécifique a été employé avant que les désordres aient fait de trop grands progrès ; les lésions tuberculeuses, à un même degré, sont de beaucoup plus graves.
Cependant l'aryténoïde peut rester soudé d'une façon permanente ; dans ce cas, de même que lorsqu'il y a eu perte
de substance ou formation de cicatrices sur l'une des
cordes vocales, l'aphonie persistera indéfiniment. La sténose de la glotte, par adhérence des cordes inférieures,
peut mettre en danger la vie du malade et nécessiter une

(1) Mandl. Loc. cit.

prompte intervention chirurgicale (v. Trélat, Des indic. de la trach.). Nous ne connaissons pas d'exemple d'hémorrhagies dues à ces ulcérations qui ait été mortelle.

Chez l'enfant, atteint de syphilis congénitale, on rencontre fréquemment les accidents secondaires, la syphilis parcourt rapidement chez eux ses diverses périodes, et les enfants meurent très rapidement et dans une très grande proportion.

Traitement. — Le traitement de la laryngite syphilitique est local et général.

Le traitement local varie suivant la manifestation ; nous l'indiquerons à la suite de chacune de ces lésions.

Le traitement général varie aussi suivant que la lésion laryngée est secondaire ou qu'elle est tertiaire. Pour les manifestations secondaires, le meilleur mode d'administration du traitement spécifique serait suivant M. Krishaber, le suivant :

Donner pendant dix jours le proto-iodure de mercure à dose de 0 gr. 06 à 0 gr. 10 centig. par jour, ensuite repos de 10 jours, puis reprise du traitement mercuriel.

Pour les accidents de la période tertiaire, M. Krishaber a coutume de donner le proto-iodure de mercure à dose de 0 gr. 06 à 0 gr. 10 centig. par jour, pendant les dix premiers jours de chaque mois, laissant au malade dix jours de repos, à la suite desquels il donne l'iodure de potassium à dose de 2 à 4 grammes par jour pendant dix jours, à la suite desquels il suspend toute médication pendant dix jours, puis il reprend le traitement : de cette façon, il permet l'élimination du médicament ; il fait faire ce traitement pendant plusieurs mois, même après la disparition de toute manifestation. S'il y a lieu d'agir rapidement, on ajoute des frictions avec l'onguent napolitain ; il va sans dire qu'il est indiqué de donner en même temps du chlorate de potasse en gargarisme pour prévenir la salivation qui se montre si facilement et si rapidement chez certains sujets.

Suivant M. Krishaber, cette médication a l'immense avantage de ne pas provoquer la salivation aussi rapidement et son activité est suffisante.

Nous avons pour notre part employé ce traitement chaque fois que l'occasion s'est présentée, et nous avons toujours obtenu le résultat que nous désirions. Aussi croyons-nous ne pouvoir mieux faire que de le conseiller.

CHAPITRE II

LARYNGITE PRIMITIVE. — ACCIDENT PRIMITIF. — LE CHANCRE.

Le chancre du larynx n'a été décrit nulle part, et cela se comprend, vu la presque impossibilité de la transmission par contact, nécessaire pour un pareil accident. Tout le monde sait, en effet, que l'inoculation directe est nécessaire pour donner lieu à l'accident primitif.

Cependant nous avons trouvé dans les leçons de M. Isambert (*Progrès médical*, du 19 juin 1875), le passage suivant, que nous reproduisons textuellement :

« Le chancre ne se rencontre pas dans le larynx. M. Krishaber, dont la compétence en matière de pathologie laryngée est bien connue, m'a dit avoir observé un chancre de la face supérieure de l'épiglotte, mais c'est je crois la limite extrême, où l'on ait rencontré cet accident ; car il n'est cité aucun cas où l'on ait rencontré le chancre dans l'*infundi-bulum* laryngien lui-même. »

C'est retranché derrière l'autorité de ces deux noms, que nous nous tenons, pour admettre le chancre du larynx. Il constituerait la laryngite primitive. Le traitement du chancre laryngien est le même que lorsqu'il siège aux lèvres ou aux amygdales.

CHAPITRE III.

ACCIDENTS SECONDAIRES.

§ I. — *Erythème.*

Pour M. Mandl (1), qui admet deux sortes de laryngites syphilitiques, l'une superficielle, l'autre profonde, la première, ou laryngite syphilitique superficielle, présente les mêmes caractères anatomiques que l'inflammation simple. La rougeur ou érythème syphilitique occupe les diverses régions du larynx, elle est partielle, en général, uni ou bilatérale. La rougeur est plus ou moins vive, quelquefois la coloration est presque normale, cependant on remarque sur divers points des exsudations grisâtres, qui donnent à la muqueuse un aspect inégal, bosselé et tomenteux ; à cette rougeur s'ajoute quelquefois un léger gonflement du vestibule glottique.

(1) Loc. cit.

De Lamallerée.　　　　　　　　　　　3

Cette affection peut se produire spontanément, mais elle est en général due à la propagation de l'érythème de la bouche, qui s'étend jusqu'au larynx, soit en portant sur le pharynx, soit en le respectant.

Le symptôme le plus saillant est l'enrouement de la voix, analogue à celui de la laryngite profonde.

Il n'y a ni douleur, ni toux, ni dyspnée, ni fièvre.

M. le Dr Ferras décrit dans sa thèse, sous le nom d'hyperémie, la même lésion, qu'il dit caractérisée par une rougeur sombre, uniforme et diffuse, localisée à la région susglottique; elle s'accompagne d'un gonflement dur. Ce gonflement modifie la forme de l'épiglotte, des cordes supérieures, des aryténoïdes.

La marche est fort lente.

La terminaison est en général heureuse, à moins que les progrès de la maladie ne donnent lieu à des plaques muqueuses ou à des gommes.

L'érythème syphilitique ne présente rien de spécifique à l'examen au laryngoscope; ce qui le distingue de l'érythème non syphilitique, c'est son début lent, ses commémoratifs, les accidents concomitants (roséoles, plaques muqueuses, etc., etc.); ces signes sont la base du diagnostic différentiel.

Traitement. — Cautérisations intra-laryngées avec la solution suivante :

Teinture d'iode . . . 1 | Solution à employer tous les
Eau distillée . . . . 30 | jours matin et soir.

Gargarismes astringents; révulsifs légers à la région prélaryngée.

Le traitement général est le même que celui de toute laryngite spécifique.

Observation I (personnelle).

Le nommé X... marchand, âgé de 39 ans, entré le 1er avril 1879, salle Saint-Louis, contracta la syphilis en 1877, ne fit aucun traitement spécifique et eut un chancre induré.

En 1878, le malade eut de la roséole. Il fut soigné à l'hôpital du Midi; en sortant du Midi il ne suivit aucun traitement. Enfin, le 19 mars 1879, le malade eut des syphilides papuleuses et se fit admettre à l'hôpital Saint-Antoine, d'où il nous vient. Il a été traité à l'iodure de potassium pendant son séjour à Saint-Antoine.

Le 2 avril, le malade s'aperçut que sa voix se voilait : il n'éprouve aucune douleur à la déglutition, ni à la respiration; l'exercice de la voix est légèrement douloureux ; il a une petite toux sèche qui le fatigue beaucoup, une légère douleur au niveau du larynx, douleur qui s'exacerbe la nuit.

L'expectoration n'a rien de particulier.

Le 7 avril, notre malade présente encore des traces de syphilides papuleuses, son état général paraît bon ; sa voix est légèrement rauque ; il accuse une sécheresse fort gênante de la gorge ; la respiration est normale.

L'examen laryngien révèle une légère rougeur des cordes supérieures les cordes inférieures sont toutes les deux légèrement érodées, principalement à leur bord libre ; elles s'affrontent très bien dans l'effort phonétique. L'épiglotte est le siège d'une rougeur érythémateuse très marquée sur sa face inférieure.

Absolument rien au poumon.

Le traitement de M. Krishaber est institué ; de plus, nous y joignons des frictions mercurielles avec 30 gr. d'onguent napolitain par jour ; gargarisme chloraté 4 gr.

Traitement local. Tous les jours cautérisation des érosions avec une solution de nitrate d'argent au 30e.

Le 15 avril, la rougeur érythémateuse de l'épiglotte a disparu. Même état des érosions. Même traitement.

Le 2 mai, les érosions ont disparu.

Le 22, le malade sort de l'asile, n'ayant plus rien au larynx ; il présente encore un peu d'asynergie vocale.

§ II. — *Roséole.*

M. Cusco, dont les idées sont reproduites dans la thèse du Dr Dance, a décrit une roséole laryngée, appartenant aux premières phases de la syphilis et se présentant sous forme de rougeur disséminée, disposée sous forme d'arborisations plus ou moins fines, ou de plaques disséminées, se montrant sur toutes les parties du larynx ou des cordes vocales.

C'est ordinairement, pour ces auteurs, à l'époque de l'apparition de la roséole cutanée qu'on voit survenir, sur le voile du palais et sur les amygdales, un érythème rubéolique qui, sans s'étendre à la muqueuse du pharynx, gagne l'épiglotte, les tubercules aryténoïdes et les parties sous-glottiques du larynx, cordes supérieures et inférieures. C'est certes bien là le caractère de la roséole ; à la description que M. Dance en fait, il est impossible de la méconnaître. Cusco l'admettait, cependant M. Fournier, dans ses leçons, rejette cette dénomination de roséole, pour lui substituer celle d'érythème. M. le Dr Isambert se joint à lui pour ne pas l'admettre et nous dire : que la dissemblance de l'éruption cutanée de ce nom avec celle du larynx est absolue; on a voulu la nommer ainsi par analogie, mais cette analogie n'existe pas, nous l'avons constaté mainte fois.

Pour notre part, nous devons dire que nous ne l'avons jamais observée, pas plus que M. Krishaber. Aussi l'existence de cette manifestation de la diathèse syphilitique nous semble bien difficile à admettre, quoique sur les treize observations de M. Dance, neuf fois la face laryngée de l'épiglotte a été le siège de cette manifestation,

la partie sus-glottique et les aryténoïdes six fois, les cordes
supérieures huit fois, les inférieures cinq fois. Cette manifestation n'est pas constante, dit M. Dance, mais elle se
rencontre quelquefois. Nous ne nous souvenons pas que,
pendant notre année d'externat à l'hôpital du Midi, nos
chefs nous aient fait constater cette manifestation sur les
malades.

Avec la rougeur (*thèse Dance*) qui, tantôt est en plaques
parfaitement distinctes, tantôt est sous forme d'arborisations, ou bien encore de rougeur diffuse, sans limites appré-
ciables, on rencontre assez souvent du gonflement ; quand
il existe, il se limite à la portion sus-glottique ; il est en
général peu prononcé dans la première période, il occasionne seulement un peu de raucité de la voix et gêne
l'examen laryngoscopique.

Après un temps variable, suivant les sujets et le traitement qu'ils ont suivi, en général de quinze jours à un mois,
l'éruption laryngée disparaît.

§ III. — *Papules.*

Poursuivant son idée, M. Dance décrit des papules et
il dit :

Au larynx comme à la peau, on remarque diverses pous-
sées successives : les dernières sont les plus graves, en ce
sens qu'elles intéressent une plus grande épaisseur de la
muqueuse; elles revêtent l'aspect papuleux.

Dans certains cas, on voit les papules se modifier insensiblement, elles prennent à leur surface un aspect grisâtre, s'entourent d'une ligne rouge, elles s'exulcèrent légèrement, de façon à revêtir la forme de vraies plaques mu-

queuses. C'est à cette éruption que M. Cusco a donné le nom d'éruption papuleuse. L'éruption papuleuse débute par le voile du palais et les amygdales, elle suit la même marche que l'érythème ; mais il faut bien se convaincre que l'éruption peut parfaitement se produire d'emblée dans le larynx, comme en font foi les obs. 12 et 13 (*thèse Dance*), alors même qu'elle n'a pas paru sur la surface tégumentaire. Le siège d'élection de cette éruption papuleuse est le même que celui de l'éruption rubéolique : c'est dans cette forme que s'observe le plus souvent le gonflement des parties sus-glottiques. Dans les obs. 15, 18, 19, 20 et 26, de la thèse du Dr Dance, les papules siégeaient : 4 fois à la partie interne des aryténoïdes, 1 fois à leur sommet. La respiration reste en général normale ; mais la voix prend une raucité particulière, due au gonflement des parties sus-glottiques du larynx, et à la modification apportée à la muqueuse des cordes inférieures elle-même, par la présence des papules.

Cette éruption est plus rebelle au traitement que la première ; elle peut après avoir disparu, se reproduire à des intervalles plus ou moins longs, 3, 6, 10 et 12 mois et quelquefois plus, absolument comme pour les manifestations cutanées.

Loin de nous de vouloir jeter le moindre doute sur les assertions de M. Dance, mais il nous est bien difficile d'admettre ces manifestations : roséole, papules et papulo-tubercules, qu'aucun de nos chefs n'a vu pas plus que nous, et nous nous demandons si M. Dance ne se serait pas laissé aller à un raisonnement par analogie, s'il n'aurait pas été trop influencé par les manifestations cutanées, alors qu'il fit ces descriptions. Nous nous rangeons de l'avis de nos maîtres pour rejeter ces manifestations, que nous n'avons jamais eu lieu de constater.

§ IV. — *Plaques muqueuses.*

Nous venons de voir dans la thèse de M. Dance que les papules du larynx, dans certains cas, subissent une telle modification qu'elles prennent absolument l'aspect de plaques muqueuses, Est-ce à dire qu'elles sont devenues de vraies plaques muqueuses? Et d'abord cette lésion existe-t-elle dans le larynx? Les avis sur ce sujet sont tellement partagés, que nous ne croyons pouvoir mieux faire que de les reproduire, afin de montrer la raison qu nous les fait admettre.

Pour M. Isambert, cette manifestation dans le larynx a complètement perdu sa forme typique ; c'est ce qui fait dire à ce regretté maître (*leçon du 3 novembre* 1875) : qu'on peut se demander si cette manifestation, si commune et si caractéristique sur les muqueuses des orifices naturels, ne fait pas défaut dans le larynx. La plupart des auteurs ont admis son existence : Czermak et Turck, ensuite Gerhardt, Roth, plus tard Cusco et Dance, Mandl et enfin MM. Krishaber et Mauriac (1). En revanche, Fournier (*le-çons sur la syphilis secondaire*, 1873), Simon Duplay et Isambert, ont mis en doute la plaque muqueuse laryngienne. Ferras l'a niée.

Pour nous, d'après les observations de MM. Krishaber et Mauriac et d'après les trois observations personnelles que nous publions à la fin de ce chapitre, (voir obs. 2, 3 et 4), nous admettons la plaque muqueuse, ayant eu occasion

(1) Mémoire sur les laryngopathies syphilitiques,1875, et Ann. du larynx, même époque.

de la voir assez souvent à la clinique de M. le DʳKrishaber.
Nous regrettons que les documents que nous avons pu re-
trouver, relativement à plusieurs autres cas, soient trop in-
complets pour que nous puissions conscieusement les publier.

Mais, en premier lieu, qu'est-ce que la plaque muqueuse
du larynx?

Pour M. Mandl, la plaque muqueuse du larynx est caractérisée par un changement dans la couleur normale et
par une légère tuméfaction : c'est une saillie molle, arrondie, dont les bords élevés se détachent parfois nettement,
ou se fondent d'autres fois avec les parties voisines. Leur
couleur est variable, tantôt rose, tantôt rendue blanchâtre
par un enduit pultacé ; elles sont isolées ou multiples et
peuvent s'ulcérer ; leur siège est des plus variable. Gerhardt et Roth, Cusco (*cité par Dance*), Mandl et Krishaber, les ont vus dans les points les plus divers de la portion
sous-glottique et de la portion sus-glottique du larynx
et sur les cordes vocales elles-mêmes.

M. Isambert (1) la définit ainsi : «La plaque muqueuse laryngienne est une plaque de forme irrégulièrement arrondie
ou ovalaire, faisant au-dessus des parties voisines une
légère saillie circonscrite par un bord un peu plus saillant
que le centre qui est déprimé ; de plus, cette surface d'une
couleur opaline est légèrement plissée ou gauffrée, et entou-
rée, quand elle est récente, d'une zone inflammatoire plus
ou moins intense, brunâtre près du tégument externe et
sur les semi-muqueuses, carminée sur les muqueuses internes. » Quand elle s'ulcère, elle perd rapidement ses
caractères et, pour qu'une ulcération soit reconnue pour
une plaque muqueuse ulcérée, il faut que le bord au moins
conserve sa saillie, son aspect plissé et sa nuance opaline.

(1) Leçons cliniques.

C'est pourquoi M. Isambert dit (1) avec MM. Fournier, S. Duplay et Ferras : que cet aspect typique se rencontre très rarement dans le larynx, et ajoute qu'on le rencontre quelquefois pour des lésions étrangères à la syphilis.

Les plaques muqueuses de l'épiglotte sont rares et ont une grande ressemblance avec les érosions tuberculeuses.

Dance, dans sa thèse, cite 7 fois les plaques muqueuses, sur 13 observations de syphilis hâtive, et 5 fois sur 16 cas de syphilis invétérée, elles paraissent sous forme de plaques grisâtres, siégeant principalement sur les éminences aryténoïdes.

M. Isambert est surpris de trouver une proportion aussi considérable, dans les cas de syphilis invétérée, car d'après la loi de Bazin, que jamais une diathèse ne revient complètement sur ses pas et qu'elle ne passe pas d'une lésion ancienne à une manifestation appartenant à une période antérieure, ces faits seraient inadmissibles.

Gerhardt et *Roth*, en 1861, admettaient aussi la plaque muqueuse laryngienne dans une proportion de 8 cas sur 54 observations, et M. Rollet (2) répète leur assertion; il dit : les plaques muqueuses ne sont pas rares dans le larynx.

MM. *Krishaber* et *Mauriac* ont repris la question; pour eux la plaque muqueuse existe et même sa fréquence est plus grande qu'on ne le croit généralement. Dans leur mémoire, ces messieurs disent : « La plaque muqueuse ne fait pas défaut dans le larynx. » La rareté de cette lésion serait due, pour ces messieurs, à son indolence; les malades qui

(1) Th. Ferras.
(2) Dict. encycl., art. Syphilis laryngée.

en sont porteurs en souffrent généralement peu, ils ont une sécheresse particulière de la gorge, principalement le matin, ils ont, lorsque ces plaques muqueuses siègent sur les cordes vocales la voix voilée, pas de dyspnée ni de disphagie, une petite toux sèche, quinteuse, leur haleine présente une fétidité particulière.

Lorsqu'elles siègent sur l'épiglotte, la disphagie est inconstante, souvent elle fait défaut ; le malade éprouve une sensation de cuisson au niveau du larynx, dans les mouvements de déglutition, mais cette gêne est fort tolérable : c'est ce qui empêche les malades de se faire traiter, tant certains craignent l'examen laryngien et surtout l'introduction du pinceau dans le larynx.

Les plaques muqueuses sont des lésions de courte durée, qui rapidement se transforment en ulcérations ; elles n'ont plus leur forme typique, ce dont il ne faut pas s'étonner, vu leur situation dans une cavité dont la température et le degré d'humidité sont constants : néanmoins, elles sont, pour MM. Krishaber et Mauriac, d'une valeur [diagnostique incontestable.

M. Isambert, contrairement à l'avis de MM. Krishaber et Mauriac, n'accorde aucune valeur diagnostique à la plaque muqueuse laryngienne, attendu qu'il rapporte ne l'avoir trouvée typique que chez des sujets tuberculeux.

Quant au point de la coïncidence et du parallélisme avec les autres manifestations, il ressort du travail de MM. Krishaber et Mauriac : que ce parallélisme n'existe pas ; c'est aussi l'avis de M. Isambert et des autres auteurs.

L'époque à laquelle apparaît la plaque muqueuse laryngienne est très variable et, d'après le relevé de MM. Krishaber et Mauriac, elle est de deux mois à onze mois à dater de l'infection, et elle peut durer de trois à cinq ans chez les sujets à la fois phthisiques et syphilitiques.

Pour nous, nous reculons cette période, attendu que nous avons eu l'occasion de rencontrer une plaque muqueuse de l'épiglotte dix ans après l'infection (V. obs. II) ; nous sommes convaincu que ce doit être une bien rare exception ; mais nous ne pouvons rattacher à aucune autre lésion celle que nous avons rencontrée chez notre malade ; elle s'est comportée absolument comme se comportent les lésions de ce genre. C'est croyons-nous la seule observation publiée ; aussi considérons-nous de notre devoir de la publier, convaincu que nous sommes de son exactitude.

Les plaques muqueuses réclament le traitement des accidents secondaires.

Comme traitement local, des cautérisations avec le nitrate d'argent ou la teinture d'iode, employée de la façon -suivante :

En solution au 30° dans de l'eau distillée : on imprègne de cette solution soit une éponge, mais de préférence un pinceau monté sur un manche, à courbure appropriée et, aidé du miroir laryngien, on porte la substance sur la plaque muqueuse ; cette opération doit être renouvelée tous les trois jours jusqu'à la guérison.

Pendant tout le traitement, le malade doit s'abstenir de l'usage du tabac, des boissons alcooliques et ne faire aucun effort phonétique.

Obs. II (personnelle).

Le nommé **X...**, garçon boucher, âgé de 36 ans, contracta la syphilis il y a dix ans. Il eut à cette époque un chancre induré et une roséole, il fut traité à Bordeaux pour ces accidents, qui cessèrent assez rapidement. Depuis cette époque le malade n'avait jamais eu d'autres manifestation syphilitique, lorsqu'il y a deux ans il eut de l'ozène syphilitique qui aboutit à une perforation de la cloison du nez, à 2 centimètres de l'extrémité antérieure et une plaque muqueuse sur le pilier antérieur gauche du voile du palais. A cette même époque, notre malade eut de violentes céphalées nocturnes avec point douloureux fixe au niveau de la bosse frontale droite ; ces douleurs cessèrent après six mois environ, en même temps la perforation de la cloison nasale était accomplie et à la période d'état.

Il y a dix-huit mois, notre malade se réveilla un matin avec une hémiplégie faciale du côté droit et la paralysie du voile du palais et du bras droit, l'œil droit était en strabisme interne avec chute de la paupière supérieure, le malade avait perdu la mémoire de certains mots et pouvait à peine se faire entendre, tant à cause de la difficulté qu'il avait à prononcer les mots que parce que sa voix était très voilée.

Enfin il y a quinze jours X... ressentit une gêne à la déglutition qui ne fit qu'aller en croissant jusqu'à ce jour ; actuellement il se plaint d'une sensation de brûlure dans le larynx, et ne peut déglutir qu'au prix d'efforts douloureux ; il dit que la douleur est la même que celle que lui fit éprouver son ancienne plaque muqueuse au voile du palais au début de sa syphilis.

A son entrée à l'Asile, 22 janvier 1879, le malade a la voix voilée et nasonnée, la respiration est normale, la déglutition douloureuse pour tout aliment, les ganglions cervicaux sont engorgés de même que les sous-maxillaires; on observe encore un peu d'hémiplégie faciale du côté droit, le bras droit a moins de force que le bras gauche, et le malade y accuse une sensation de froid et de fourmillement.

Le voile du palais est le siège d'une rougeur assez intense qui, ayant comme siège principal le bord libre de la luette et les piliers antérieurs va en se perdant insensiblement d'arrière en avant; on voit sur le pilier antérieur gauche la trace opaline d'une ancienne plaque muqueuse ; l'examen laryngien permet de constater une rougeur vive répandue dans toute la cavité laryngienne principalement au niveau des ventricules de Morgani, les cordes inférieures sont rouge sombre; sur la corde gauche on remarque une petite plaque muqueuse parfaitement reconnaissable à ses bords rouges plus claire que le centre qui est comme rayonné et d'aspect grisâtre. La corde droite est paralysée, le bord libre de l'épiglotte est comme festonné et présente de nombreuses exulcérations de la muqueuse, la partie supérieure de la trachée est normale, l'arrière cavité des fosses nasales ne présente rien d'anormal. A la partie antérieure du nez, on retrouve la perforation de la cloison dans laquelle on peut facilement faire passer un stylet.

Le malade est soumis au traitement préconisé par M. Krishaber ; il le continue deux mois, après lesquels il sort de l'Asile. A cette époque (fin mars) le larynx n'offre plus la moindre lésion, sauf la paralysie de la corde droite qui a résisté à tout traitement. Il a de l'aphonie au premier degré, due à la paralysie. Nous conseillons à notre malade de continuer encore son traitement pendant plusieurs mois.

Nous avons eu occasion de revoir ce malade qui revint en septembre de la même année. Sa voix est dans le même état, mais il n'y a rien eu de nouveau du côté du larynx ; il revient encore pour sa paralysie, il a continué son traitement : nous l'engageons à le suspendre complètement.

Obs. III (personnelle).

Mlle X..., âgée de 18 ans, contracta la syphilis en janvier 1877 et fut soignée à Lourcine, après trois mois de traitement elle sort de l'hôpital ne présentant plus aucun accident.

En mai de la même année elle se présente à la clinique de M. le Dr Krishaber, se plaignant d'un enrouement très grand et d'un violent mal de gorge ; elle ne tousse pas habituellement, et l'auscultation du poumon ne révèle aucune lésion de cet organe.

Elle se plaint d'une toux très fatigante, qui est provoquée par la douleur qu'elle ressent au larynx dans l'inspiration.

La malade nous dit que depuis un mois principalement elle fume beaucoup et boit très fréquemment de la chartreuse plusieurs fois par jour. De plus elle fait beaucoup d'excès vénériens. Elle nous dit qu'il y a dix jours elle eut froid en sortant un soir du café et que le lendemain elle se réveilla aphone.

Sa voix revint un peu, mais elle conserva néanmoins un enrouement fort grand. Elle souffre peu à la déglutition. L'inspiration provoque une sensation de brûlure dans le larynx surtout alors qu'elle respire de l'air froid.

Elle est aphone au premier degré.

L'examen laryngien, pratiqué ce jour (27 juin), fournit les données suivantes :

Rien dans la bouche ni sur le pharynx.

Epiglotte normale. L'éminence aryténoïdienne droite est le siège d'une plaque muqueuse. Les bords en sont saillants, rouge vif. Le fond plus bas que les bords est gris rouge et a l'aspect gaufré. La muqueuse qui recouvre les aryténoïdes, les ventricules et les cordes supérieures est rouge vif légèrement œdématiée. Nous portons le diagnostic : plaque muqueuse sur l'aryténoïde droit, érythème et œdème. Nous instituons le traitement spécifique et nous pratiquons la cautérisation de la plaque avec une solution de nitrate d'argent au 30e puis nous disons à la malade de revenir nous voir tous les deux jours, lui recommandant un régime sobre et lui défendant l'usage du tabac et de l'alcool. Après 14 cautérisations (un mois de traitement), toute manifestation a disparu dans le larynx. La voix est encore voilée. La malade abandonne la clinique : nous avons depuis eu occasion de la rencontrer et nous avons constaté que la voix était revenue à son état normal.

OBS. IV (personnelle).

Mlle X..., âgée de 23 ans, contracta la syphilis il y a deux mois, se fit soigner chez elle pendant six semaines. Il y a trois jours elle fut prise à la suite d'un refroidissement d'un enrouement très violent pour lequel elle se présente à la clinique de M. le Dr Krishaber. Le 29 juin 1876, cette malade boit beaucoup de gouttes, fume le cigare toute la journée, elle chante dans un café.

Rien au poumon.

La malade se plaint d'une dysphagie atroce avec douleur s'irradiant vers l'oreille droite, de toux très opiniâtre qui n'amène aucune expectoration. La respiration est normale, l'examen laryngien pratiqué ce jour permet de constater une plaque muqueuse de l'épiglotte située sur la face supérieure de la moitié droite de cet organe ; de plus, la corde inférieure est le siège d'une lésion analogue mais de dimensions bien moindres. Le larynx en entier est le siège d'un érythème intense. Nous prescrivons le traitement spécifique et nous cautérisons la malade avec une solution de nitrate d'argent au 30e ; de plus, nous lui conseillons de se pratiquer elle-même matin et soir des attouchements, aussi souvent que possible, dans le fond de la bouche, avec un pinceau imprégné de la solution suivante :

Glycérine : 30.   Chlorhydrate de morphine : 1.

La malade ne revient plus à la clinique. Cependant ayant eu l'occasion de la revoir un mois après, elle nous a dit qu'elle suivait encore son traitement ; sa voix était revenue à l'état normal.

§ V. — Paralysie syphilitique des cordes vocales.

La paralysie syphilitique se montre à la fin des accidents secondaires et accompagne les manifestations tertiaires ;

tantôt elle porte sur les deux cordes, tantôt sur une seule. Lorsqu'elle porte sur les deux cordes, le malade est aphone, et au laryngoscope on voit les deux cordes immobiles, ne se rapprochant pas, car les aryténoïdes ne font plus le mouvement de bascule nécessaire pour les rapprocher ; elles circonscrivent un triangle qui ne change pas de dimension. Que la paralysie soit simple ou double, le malade ne ressent aucune douleur au larynx ; la gêne de la respiration est nulle, et l'électricité n'amène aucune modification de la voix, du moins immédiatement.

Lorsque la paralysie n'a atteint qu'une corde, on voit au laryngoscope cette corde beaucoup plus petite et plus étroite que l'autre.

Le cartilage aryténoïde du même côté paraît s'être rapproché de l'épiglotte, et l'on dirait tout le larynx dévié ; le malade fait entendre un bruit de cornage, ce qui tient à ce que la corde paralysée ne s'écartant pas, la colonne d'air expiré vient se briser contre elle.

L'étiologie de ces paralysies est à faire ; on invoque la compression du nerf laryngé par une gomme développée sur son trajet, la perturbation nerveuse amenée par la vérole (Fournier) (1).

La corde paralysée ne revêt aucune couleur particulière, et le reste du larynx est normal, sauf au début, où l'on observe dans la cavité laryngienne une rougeur générale.

Jackson (2) parle de la paralysie des cordes vocales à la suite de la syphilis intra-crânienne. Il fait allusion à ces cas d'aphonie syphilitique, et où le laryngoscope ne permet pas de reconnaître autre chose que la paralysie de ces cordes, sans autre lésion, et dans lesquels, à l'autopsie, on

(1) Leç. clin. de 1875. Gaz. hebd., 758, 773, 802.
(2) Brit. med. Journ. , 25 janvier 1873. On paralisis of the vocal cords from intercrannal syphilis.

ne découvre rien autre que l'atrophie des muscles laryngés ; l'examen de la moelle allongée et du cerveau donnait la clef de ces sortes d'aphonies qui étaient la suite de lésions syphilitiques comprimant ou intéressant les racines des nerfs qui président à la motilité du larynx (le nerf spinal).

C'est à cette paralysie que M. le Dr Diday (1), se basant sur une vingtaine d'observations personnelles, donne le nom d'aphonie secondaire : c'est un état particulier de certains syphilitiques qui sont aphones sans pourtant que leur larynx présente la moindre lésion matérielle. Entre le troisième et le sixième mois, à partir du début de l'accident primitif, le malade sans s'être exposé aux causes de refroidissement ne présentant pas les symptômes du coryza, de l'angine ou de la bronchite, s'aperçoit qu'il ne peut plus faire entendre le même volume de son qu'à l'ordinaire, que sa voix a perdu son timbre, cette altération augmente rapidement en quelques jours, elle est arrivée à ce point que lorsqu'il veut forcer la voix, il ne parvient à produire qu'un souffle à peine perceptible à l'oreille. A part l'altération de la sonorité, les autres fonctions connexes de l'appareil vocal demeurent intactes, la respiration est claire et distincte, la respiration parfaite, il n'y a ni douleur, ni toux, ni fièvre. Cet état une fois établi n'a que peu ou point de tendance à se dissiper spontanément; il se prolongerait probablement indéfiniment sans l'intervention du traitement approprié. Cette maladie est plus fréquente chez les syphilitiques qu'on ne le croit et qu'eux-mêmes le supposent ; lorsqu'elle existe à un faible degré, elle passe souvent inaperçue, la voix baisse d'un ou deux tons du jour au lendemain.

Par l'époque de son apparition (4° mois environ), cette affection se place en pleine période secondaire ; aussi s'ac-

(1) Gaz. hebd. du 11 mars 1860.

compagne-t-elle souvent, mais non pas toujours, de plaques muqueuses des amygdales et ce fait est important au point de vue de l'étiologie de l'affection laryngée. Le proto-iodure de mercure à dose de 8 à 10 centigrammes par jour en 2 pilules en triomphe rapidement ; sous son influence, l'aphonie est modifiée en deux jours, guérie en huit au plus. Relativement à la lésion syphilitique qui produit cette aphonie, on pourrait penser, soit à des tubercules muqueux ayant envahi l'orifice de la glotte, soit à une paralysie des muscles qui meuvent la glotte. Cette dernière opinion paraît plus probable à M. Diday ; en effet, c'est certainement bien elle qui s'accorde le plus avec l'absence de toute douleur, de toute gêne, la promptitude de la guérison coïncidant avec la persistance des tubercules muqueux amygdalins ou leur disparition beaucoup plus lente.

Du reste, il ne manque pas d'autres lésions syphilitiques incontestablement nerveuses dont la guérison est aussi prompte : hémiplégie faciale, dyplopie etc. Pour notre part, et sans pourtant vouloir trancher la question, notre opinion est que cette paralysie est due à la douleur que réveillent les mouvements des cordes vocales, en tiraillant la muqueuse laryngée, laquelle est le siège d'érythème. Inconsciamment, les malades laisseraient au repos les muscles moteurs pour éviter la douleur : ce serait donc une paralysie réflexe.

———

De Lamallerée.   4

CHAPITRE IV

§ 1. — *Accidents tertiaires en général.*

Les lésions syphilitiques tertiaires de l'appareil respiratoire sont relativement fréquentes. Leur siège de prédilection dans les voies aériennes est le larynx et la partie inférieure de la trachée (Lancereaux) (1).

Le squelette et la muqueuse sont le plus spécialement les parties atteintes. Les lésions tertiaires sont plus fréquentes que les lésions secondaires de ce même organe. Elles consistent, non pas comme ces dernières, en taches ou en plaques à peine surélevées guérissant avec la plus grande facilité et sans laisser trace de leur passage, mais bien en des lésions destructives qui donnent lieu à des cicatrices quelquefois plus graves que la lésion qui les a produites.

Le désordre anatomique se montre sous forme d'un néoplasme embryonnaire diffus, ou de nodosités gommeuses circonscrites intéressant le tissu conjonctif. L'altération débute soit par le derme de la membrane muqueuse, soit par le tissu sous-muqueux. La membrane muqueuse s'épaissit et se vascularise, ou bien le néoplasme sous-muqueux forme des saillies; il repousse, en se développant, la muqueuse qui ne s'altère que plus tard au niveau des points saillants. Les éléments de nouvelle formation, dans certains cas, s'organisent et prennent la forme et les pro-

(1) Lancereaux (Leçons cliniques). Ecole de méd., 1876, p. 36.

priétés du tissu cicatriciel ; de là, rétrécissement du larynx.
D'autres fois, la prolifération étant plus abondante, il se
produit, au centre du néoplasme une nécrose qui donne
lieu à une inflammation éliminatrice, et par suite, à des
ulcères plus ou moins ronds, indurés et saillants, dont la
cicatrisation peut encore déterminer la rétraction de
l'organe.

Les troubles qui résultent de la syphilis tertiaire du larynx sont doubles comme la fonction de cet organe. Il est
rare que des troubles de phonation n'apparaissent pas dès
le début de la lésion et quelquefois ils sont hors de proportion avec son importance. La voix devient rauque, enrouée
et parfois il se produit une aphonie complète. La respiration est troublée, le passage de l'air à travers un orifice rétréci détermine un sifflement ou une sorte de cornage,
perceptible à distance et dont l'intensité est en raison du
rétrécissement du conduit. Ce trouble est surtout manifeste
à la période des rétrécissements cicatriciels. La toux est
fréquente et quinteuse, elle est provoquée par une sensation de chatouillements ou de picotements locaux. Elle ne
s'accompagne d'aucune réaction fébrile,

Les diverses lésions tertiaires du larynx sont : les érosions
les ulcérations, les végétations, les fibromes, les gommes,
les cicatrices, les abcès syphilitiques, l'œdème, les affections cartilagineuses et les rétrécissements.

§ 2. — *Erosions.*

La forme érosive est en quelque sorte un diminutif de la
la forme ulcéreuse. Les érosions s'établissent de la même
façon que les ulcérations et n'en diffèrent que par leur peu

de profondeur. La muqueuse se congestionne, prend un ton brillant, se dépouille petit à petit de son épithélium et paraît sécréter un peu de sérosité. Les érosions se portent aussi bien sur l'épiglotte et les cartilages aryténoïdes que sur les cordes vocales supérieures et inférieures (v. obs. 1).

Elles diffèrent en cela des ulcérations qui se portent surtout sur l'épiglotte ainsi que nous le verrons plus loin. Ces dernières sont mieux limitées que les érosions qui gagnent plus en étendue et qui donnent beaucoup moins souvent lieu à l'œdème sus-glottique.

Les malades porteurs d'érosions des cordes vocales ont la voix rauque (v. obs. I); sur les autres parties du larynx les érosions occasionnent une raucité beaucoup moins grande.

La dyspnée, en général, est nulle à moins que l'érosion, ce qui est fort rare, n'ait occasionné un œdème assez considérable. La disphagie peut être extrême si l'épiglotte est le siège de cette lésion surtout à sa face supérieure. Les aliments solides, principalement, alors provoquent une grande douleur.

La douleur est accusée sous forme de cuisson, elle est lancinante, exaspérée par tout effort phonétique, le passage d'air froid et sec (v. obs. I), par la pression exercée sur le larynx ; la terminaison des érosions est soit la guérison, soit l'ulcération.

Le traitement général, celui des accidents tertiaires.

Le traitement local consiste en cautérisation faite matin et soir avec la solution de nitrate d'argent au 30°.

Si la douleur est trop violente, application de glycérine morphinée au 20ᵉ deux fois par jour, matin et soir.

§ 3. — *Ulcères.*

Les formes de syphilis laryngée que l'on rencontre sans
contredit, le plus souvent, sont la forme érosive et la forme
ulcéreuse (*Poyet*) (1).

Elles appartiennent aussi bien à la période secondaire
qu'à la période tertiaire : cependant la forme ulcéreuse se
rencontre plus souvent à la période tertiaire et l'on trouve
beaucoup de malades qui, atteints d'ulcérations du larynx,
sont porteurs en même temps de tumeurs gommeuses.

Les ulcérations des cordes vocales, ont ordinairement
d'après Lebert (2), une forme plate; elles sont plutôt étendues que profondes. La couche transversale des fibres élastiques est celle dont la destruction est plus fréquente ; la
forme des ulcères est plus irrégulière dans les autres points
de la muqueuse ; au dessous des cordes vocales, les ulcérations sont plutôt verticales en raison de la direction des
fibres, mais lorsque cette couche des fibres verticales est
détruite, elles s'arrondissent rapidement; la résistance des
tissus élastiques du bord des cordes vocales met un obsta-
cle à la propagation de l'œdème de la glotte, aux progrès
des ulcérations, de même qu'elle sert de limite aux érosions qui s'étendent de bas en haut chez les phthisiques.

En thèse générale, nous dit Lebert, les ulcères syphilitiques sont la propagation de ceux du pharynx ou se développent en même temps que ceux-ci et appartiennent à la
syphilis secondaire. Toutefois, j'ai lieu de soupçonner plusieurs espèces de localisations syphilitiques dont les unes,

(1) Ann. de dermatologie.
(2) Ann. de phys, gén. et spéciale, t. I, p. 594 et suiv.

plutôt condylomateuses, appartiendraient aux accidents secondaires et correspondraient aux plaques muqueuses que l'on a observées aussi dans l'arrière-gorge, tandis que d'autres appartiendraient plutôt à l'époque tertiaire de la syphilis, peut-être proviendraient-elles de tumeurs gommeuses suppurées.

Les ulcères syphilitiques du larynx siègent tantôt à l'épiglotte qui peut en être atteinte en partie, tantôt autour des cordes vocales ; je les ai observées en même temps dans le larynx et dans la trachée. Lorsqu'ils ont atteint les cartilages, leur durée est parfois très longue ; des destructions très étendues peuvent en résulter et la maladie présenter tous les caractères de la phthisie laryngée, et lors même que la guérison a lieu les cicatrices fibreuses qui en résultent peuvent produire, par leur rétraction, le tiraillement des cordes vocales et de l'épiglotte.

Lebert a observé, une fois, une hypertrophie du tissu cicatriciel qui comblait presque la cavité d'un des ventricules du larynx ; il a rencontré aussi dans le même larynx et dans la trachée des cicatrices solides avec des ulcères provenants de la nécrose des cartilages et des altérations encore progressives des parties molles et des cartilages. Plus loin, il rapporte cette observation.

Obs. de Lebert, ext. des ann. de physiologie et de pathologie générale, T. II, p. 721.

Une femme de 28 ans contracta la syphilis il y a quelques années ; après avoir présenté des accidents secondaires, elle eut la voix enrouée, une toux fréquente, un sentiment de gêne douloureux dans le larynx et le long de la trachée ; de temps en temps elle éprouvait une oppression qui au mois de mars 1853 prit une telle intensité que la suffocation fut imminente : la toux était rauque, comme croupale, la voix presque éteinte, le larynx très dou-

loureux à la pression, la face cyanosée, le pouls petit. Le professeur Giesker
appelé, pratiqua la trachéotomie avec un plein succès ; néanmoins la malade
mourut trois semaines après, d'une pneumonie.

Autopsie. Outre les altérations de la pneumonie, on trouve à la face interne du larynx et à gauche, sous la corde inférieure, un ulcère à bords
taillés à pic, de 9mm de longueur sur 6mm de hauteur. Tout autour de cette
ulcération, la muqueuse est épaissie, indurée, mais sans injection anormale.

La trachée, elle aussi présente des lésions analogues et des cicatrice
rayonnées.

M. Fauvel (1) admet deux sortes d'ulcérations :

1° Les ulcérations propres à la muqueuse ;

2° Les ulcérations produites par une cause générale, ori-
ginelle ou acquise.

En d'autres termes, les premières sont des ulcérations
épithéliales, les secondes, des ulcérations glandulaires.

Les ulcérations de la première catégorie ne se rencon-
trant pas dans le cas qui nous occupe, nous la laisserons
de côté pour ne nous occuper que des secondes, des ulcérations glandulaires. Dans ce cas, il faut noter comme phénomène primitif une augmentation considérable des cellules dites lymphatiques. Au pourtour des glandes de la
muqueuse laryngée, les culs-de-sac augmentent de volume ;
leur épithélium forme des cellules pyramidales dont le
noyau qui se trouve à la base de la pyramide, se gonfle ; le
contenu de ces cellules, clair à l'état normal, prend un aspect muqueux. Les cellules cylindro-coniques participent
à cette altération dans la lumière de ces conduits, et dans
l'intérieur des culs-de-sac hypertrophiés, on rencontre un
liquide épais formé de débris de cellules de mucus, la suppuration s'établit et les ulcérations se produisent. Ces ulcérations deviennent d'autant plus larges et plus profondes

(1) Clinique. Etude sur les ulcérations du larynx, Gaz. des hôp., 1878
n° 67.

que les glandes ont moins de propension à sortir de leur état congestif. Ces ulcérations sont plus petites, plus profondes, plus circonscrites, et aussi plus rebelles que les érosions auxquelles elles succèdent.

En un mot, nous dirons avec M. Poyet (1), que les ulcérations spécifiques du larynx s'établissent comme les érosions ; elles passent toujours par l'état érosif avant d'aboutir à l'ulcération. Elles' siègent quelquefois sur les cartilages aryténoïdes, mais le plus souvent sur la face laryngée de l'épiglotte, sur son bord libre ou sur sa face antérieure.

Quelquefois l'épiglotte ne forme qu'une vaste ulcération elle s'œdématie (*œdème susglottique de Cruveilhier*), prend une forme ronde ovale comme une noix, et ressemble presque à un museau de tanche.

Les ulcérations sont nettement limitées, à bords taillés à pic ; leur fond est un peu gris, elles fournissent un pus jaune grisâtre assez bien lié.

Les ulcérations syphilitiques ne diffèrent en rien des ulcérations décrites partout sur toutes les muqueuses ; leur description anatomo-histologique ne nous est pas encore possible pour le moment. Leur siège le plus fréquent paraît être le bord libre de l'épiglotte, mais elles sont loin de se borner uniquement à cette région ; on les rencontre très souvent sur les cordes vocales inférieures, les supérieures et jusque dans la trachée. Elles sont relativement fréquentes.

Sommerbrodt (2) rapporte que sur 100 autopsies de cadavres avec syphilis secondaire faites à Prague, Kuhl a constaté 15 fois des ulcérations du larynx, tandis que Altenhofer ne les a rencontrées que 25 fois sur 1,200 syphilitiques

(1) Loc. cit.
(2) Union méd. de 1871, 2 déc.

vivants. Au contraire, Gerhardt et Roth, sur 54 syphilitiques, l'ont constaté 18 fois : 11 fois sur 44 malades avec
des phénomènes secondaires, et 7 fois sur 12 malades avec
des accidents tertiaires. Sur 1,000 malades, Lewin en a
trouvé 44 avec une affection concomitante du larynx, et
raucité plus ou moins prononcée de la voix.

Engelsted a constaté 25 fois une affection laryngienne
sur 521 syphilitiques, savoir : 14 fois sur 292 hommes,
11 fois sur 229 femmes.

Sur 84 malades atteints de syphilis constitutionnelle,
que Sommerbrodt a observés à l'hôpital Allerheiligen, dans
l'espace de neuf mois 15 présentaient le processus ulcéreux
du larynx à ses diverses périodes, et 14 présentaient une
affection catarrhale avec hypertrophie de la muqueuse.
C'est donc là une lésion très fréquente comme Turck l'en-
seigne dans son manuel, puisque sur 238 observations de
diverses maladies du larynx et des voies aériennes, 45 se
trouvent être des lésions résultant d'ulcérations syphiliti-
quss. Cette fréquence est un fait bien établi.

Les manifestations de cet accident ont lieu à toutes les
époques de l'infection. Turck l'a observé après 30 ans ;
Frankl l'a constaté à l'autopsie d'un enfant de 2 mois dont
les premiers symptômes de syphilis n'avaient paru qu'un
mois après sa naissance. L'époque la plus rapprochée a été
de six mois pour Turck, de cinq pour Sommerbrodt, et de
deux à trois seulement pour Lewin. En général les ulcérations laryngiennes sont par le fait beaucoup plus fréquentes dans les symptômes secondaires et tertiaires
qu'avec les symptômes primitifs.

Quant au siège de ces lésions, en voici, suivant Sommerbrodt, le tableau d'après 92 observations où il se trouve
indiqué.

Epiglotte   21 fois.

(Sur les 25 cas (Engelstedt), l'épiglotte était 20 fois le siège d'ulcérations.)

Cordes vocales vraies :	Toutes deux	17	34
	Droite......	4	
	Gauche.....	13	
Cordes vocales fausses :	Toutes deux	2	5
	Droite......	0	
	Gauche.....	3	
Intérieur du larynx :	En haut....	9	19
	En avant....	19	
Replis ary-épiglottiques			6
Ouverture supérieure			2
Sinus pyriforme droit			1
Portion inférieure			4

Les cordes vocales sont donc le plus souvent atteintes, d'après ce calcul, surtout à gauche et ce siège est d'autant plus important à connaître que d'après Riener, les ulcères tuberculeux siègent le plus souvent à droite. Ce serait donc là un élément de diagnostic différentiel. En somme, c'est surtout à la partie supérieure du larynx que siègent les ulcérations syphilitiques (Viener Medic. Press).

Pour M. Ferras le siège est un peu différent. Suivant lui les ulcérations se présenteraient par ordre de fréquence, ainsi :

Ligaments aryténo-épiglottiques ; épiglotte-cordes supérieures (Martellière, *ang. syph.*, thèse de Paris, 1854, p. 47) ; éminences arythénoïdiennes-cordes inférieures.

Ces ulcères sont en général en nombre restreint, leur forme n'a jamais été bien précisée, on dit partout *forme irrégulière*. Rokitansky (1) parle d'ulcères en golfe, Martellière décrit une forme serpigineuse.

Avec M. Ferras nous décrirons ainsi les ulcérations sy-

(1) Sténoses du larynx, vol. III.

philitiques, elles sont d'un aspect jaune sale, recouvertes d'une matière semblable à du pus concreté, sur quelques points des bourgeons charnus proéminents. Un filet d'eau ne détache pas la matière jaune, elle adhère au fond de l'ulcère sans pénétrer bien avant; le fond est formé par un tissu induré. Bords indurés et faisant relief. Virchow (1) a trouvé des végétations papillaires se détachant de leurs bords.

Etendue, profondeur. — Rarement superficielles, les ulcérations gagnent rapidement en profondeur. Turck (2), n'en a jamais vu à l'épiglotte qui se soient prolongées un certain temps sans amener la perforation de cet organe. Quand l'altération en est à ce point le bord de l'épiglotte est toujours détaché dans une étendue considérable, ou bien une grande partie de cet organe est détruite (Virchow) s'il ne l'est pas en totalité comme dans l'observation de Czermak (3).

Dans d'autres cas où l'épiglotte était conservée (Virchow, Lancereaux), les cordes étaient tout à fait détruites, l'extension du travail ulcératif entraîne la destruction non seulement de la muqueuse, mais encore des tissus sous-jacents, fibre musculaire, parties tendineuses; on a vu des cordes vocales complètement détachées de leur insertion au squelette du larynx qui lui-même avait subi des lésions consécutives à celles des parties molles.

La syphilis paraît (Lancereaux) n'atteindre que les cartilages pourvus de périchondres, ceux du larynx semblent y être prédisposés tout spécialement, surtout le cartilage cricoïde.

(1) Virchow. Loc. cit.
(2) Recherches cliniques sur les diverses maladies du larynx, trad. Fritz. Paris, 1862.
(3) Du laryngoscope, etc., p. 86,

Le thyroïde a rarement été atteint, Turck en cite un cas qui a été rapporté par Friedreich. Nous connaissons encore le cas de Ricord (Iconographie, obs. XXX), par ordre de fréquence ces lésions cartilagineuses se rencontrent sur l'épiglotte : les aryténoïdes, le cricoïde, le thyroïde.

Dans ces lésions dès que l'ulcère est arrivé au cartilage, celui-ci se nécrose et les sequestres qui se détachent peuvent en tombant dans le larynx devenir une cause d'asphyxie comme dans l'observation du Dr Gibb (*The Lancet*, 1861), ou bien elles suivent la voie d'élimination du pus fourni par une chondrite déjà existante. Voir obs.

Chez les sujets dont d'anciens ulcères ont été guéris on observe des déformations du larynx dues aux rétractions cicatritielles. On a signalé diverses déviations de l'épiglotte, la réunion des deux cordes vocales du même côté, Cruveilhier (*Dict. de med et de chir. prat.*) ; des adhérences membraneuses des deux cordes inférieures à leur commissure (Turck). On a encore signalé une hypertrophie telle de ces cicatrices que la trachéotomie a été nécessaire.

Les ulcères sont un terrain favori pour le développement des végétations syphilitiques.

La marche des ulcérations est lente, continue et progressive, elles peuvent rapidement prendre une grande acuité ou occasionner des hémorrhagies, mais ces accidents sont fort rares, elles montrent d'après M. Poyet une grande tendance à la cicatrisation.

Nous ne partageons pas cette opinion : attendu que nous avons fréquemment eu lieu de constater la longue durée d'ulcères du larynx, chez certains syphilitiques qui fréquentaient la clinique de M. le Dr Krishaber, alors que nous en étions chargés.

(1) Loc. cit.

Ces ulcérations peuvent apparaître à toutes les époques de l'infection. Turck les a vues après trente ans et après six mois dans la syphilis congéniale. Franck les a observées chez un enfant de 2 mois. M. Lancereaux (1) nous dit dans son chapitre *appareil de la respiration* : Le larynx est fréquemment le siège d'ulcérations syphilitiques, ces ulcères sont difficiles à distinguer *anatomiquement* des ulcérations tuberculeuses et scrofuleuses ; néanmoins le diagnostic différentiel s'établit le plus souvent assez facilement. Bien que l'ulcération n'ait pas de caractère anatomique particulier si d'autres symptômes complètent l'examen laryngoscopique, les signes fournis par l'auscultation renseignent sur la tuberculose, les ganglions engorgés indiquent le cancer, les ulcères syphilitiques du pharynx, les gommes, etc., indiquent la nature syphilitique, la présence de cicatrices dans le voisinage paraît à M. Mandl une preuve de la nature syphilitique de l'ulcération car il n'en existe ni dans le cancer ni dans la phymie. Dans cette dernière lorsqu'il existe des ulcérations du pharynx, celles du larynx sont antérieures multiples et confluentes, tandis qu'elles sont plus isolées dans la syphilis et succèdent à celles du pharynx.

Le diagnostic est plus difficile alors qu'il n'existe pas de symptômes généraux. Dans ces cas on se rappellera que la tuméfaction générale ou unilatérale du larynx s'observe dans le cancer. Dans la phymie laryngée arrivée à l'ulcération, le poumon ne tarde pas à mettre sur la voie à moins que des gommes du poumon ne simulent la tuberlisation, les ulcérations tuberculeuses se trouvent de préférence à la paroi postérieure du larynx. Dans les cas absolument douteux. il faut essayer du traitement mixte qui

(1) Loc. cit.

par sa réussite ou son insuccès tranchera la question de syphilis.

Bien que les ulcérations en général ne présentent rien de spécifique à l'examen au laryngoscope, quelques-unes cependant sont reconnaissables à leurs bords taillés à pic saillants, entourés d'une auréole inflammatoire de forme arrondie, à fond grisâtre, sâle blanc, jaunâtre, on rencontre fréquemment sur leur pourtour de l'œdème ; leur siège est très variable si elles occupent le bord libre de l'épiglotte, celle-ci peut être entièrement ou en partie détruite, son cartilage est mis à nu et perforé, l'épiglotte est fréquemment gonflée et renversée en arrière, au point d'empêcher l'examen larygoscopique. Les ulcérations peuvent aussi s'étendre à la face postérieure de l'épiglotte, la déglutition est considérablement gênée. Cependant Mandl n'a vu nulle dysphagie survenir chez quelques malades malgré une distinction complète de l'épiglotte, ce qui tenait à l'occlusion de la glotte et à la disparition des phénomènes inflammatoires ; elles peuvent se montrer dans toutes les parties du larynx et succéder à des plaques muqueuses des gommes ou se développer sur le parenchyme enflammé ; leurs bords peuvent, lorsqu'ils sont récents, être tuméfiés œdémateux ou couverts de bourgeons charnus et masquer l'ulcération sous jacente.

Ces ulcérations (Sommerbrodt) (1), loin d'être douloureuses passent d'ordinaire inaperçues, c'est ce qui en constitue le danger. M. Poyet, écrit dans les annales de dermatologie : Une des grandes difficultés en laryngoscopie est de faire le diagnostic des ulcérations tuberculeuses d'avec les ulcérations syphilitiques. Dans certains cas la chose est facile, par exemple lorsque le malade porte sur lui des manifestations de l'une des deux diathèses. Mais en général

(1) Berlin. klin. Woch., 1878, n° 13.

ce cas est assez rare et les commémoratifs peuvent seuls nous éclairer ; aussi doit-on toujours consulter attentivement le malade afin de s'assurer de l'état du poumon ; dans certains cas, rares du reste, où la manifestation tuberculeuse débute par le larynx, on n'a guère que les commémoratifs, la forme, la situation et la couleur des ulcérations pour se guider. Voici du reste un tableau au moyen duquel, suivant M. Poyet (1), on peut arriver dans la plupart des cas à faire un bon diagnostic différentiel, et dans le cas où le diagnostic est absolument impossible, il faut avoir recours au traitement spécifique, véritable pierre de touche des affections syphilitiques du larynx.

Les ulcérations syphilitiques siègent généralement sur l'épiglotte.	Les ulcérations tuberculeuses siègent sur les cartilages aryténoïdes où les crachats des tuberculeux viennent séjourner (Rokitansky avait insisté sur ce point avant la découverte du laryngoscope.)
Elles semblent aller de la périphérie au centre.	Elles semblent aller du centre à la périphérie et paraissent être le résultat d'une lésion profonde du cartilage même.
Elles saignent facilement, amènent moins souvent l'œdème qui dans ce cas est rouge.	Elles saignent rarement et sont presque toujours accompagnées d'œdème blanc.
Elles sont d'un aspect plus vif et fournissent un pus assez bien lié.	Elles sont de mauvais aspect, le pus fourni est cremeux, mal lié, très abondant.
Le pharynx est très rouge, congestionné quelquefois par plaques.	Le pharynx, le voile du palais sont blancs, pâles, décolorés, et cela uniformément.
La langue est rouge et fendillée.	La langue est pâle, recouverte d'un enduit blanc, sale.
La voix peut être très rauque, jamais elle n'est éteinte.	On observe souvent l'aphonie complète.
Ganglions cervicaux.	Presque toujours absence de ganglions.

(1) Poyet. Loc. cit.

Pour bien juger de la couleur de l'ulcération il faut avoir une assez grande habitude de la lumière que l'on emploie pour l'examen et avoir étudié comparativement la coloration à la lumière Drummont ou à la lumière solaire et à la lumière que l'on emploie. Contrairement à Sommerbrodt, M. Poyet (1) dit que ces ulcérations sont accompagnées généralement de vives douleurs dans le larynx, surtout au moment de la déglutition, les liquides passent plus difficilement sur les solides parce qu'ils reviennent plus facilement par le nez, les douleurs en avalant sont parfois tellement vives que certains malades se laisseraient plutôt mourir de faim que de les affronter. Dans beaucoup de cas où les ulcérations syphilitiques du larynx ont denudé l'épiglotte, les aryténoïdes ou les cordes vocales, les malades se plaignent de douleurs dans les oreilles, ils insistent même plus sur ces douleurs que sur celles du larynx. Si les ulcérations siègent sur l'un des cartilages aryténoïdes ou sur l'une des cordes vocales, c'est l'oreille située du même côté qui est affectée. C'est un signe de diagnostic qui du reste a peu de valeur, attendu qu'on le retrouve dans toutes les ulcérations du larynx de quelque nature qu'elles soient. L'haleine des malades est fétide, ils se plaignent d'insomnie et, dans certains cas, lorsque l'épiglotte est œdématiée, d'une gêne de la respiration qui, lorsque l'œdème devient considérable, peut menacer d'asphyxie et nécessiter la trachéotomie, car on ne peut remédier instantanément à une telle complication par une autre méthode.

La voix est rauque et saccadée tout en restant forte, elle prend un timbre particulier. Rarement elle s'éteint, nous ne parlons ici que des cas où les ulcérations sont situées sur l'épiglotte.

(1) Poyet. Loc. cit.

Lorsqu'elles sont situées sur les cordes vocales inférieures, c'est principalement sur leur bord libre qu'on les rencontre, la corde ulcérée s'épaissit, devient rouge, son épithélium disparaît, l'ulcération s'établit, si l'ulcération est située sur le bord libre de la corde, ce bord devient dentelé comme une petite scie et le malade devient aphone. Après la guérison, la corde demeure rouge pendant un certain temps s'épaissit ; au bout d'un certain temps il ne reste plus qu'une teinte sombre, la corde au lieu d'être d'un blanc brillant, nacré est d'un blanc mat, puis bleuâtre ; quelquefois les ulcérations, partant des piliers du voile du palais, se continuent sur la base de la langue, englobent le ligament glosso-épiglottique et entourent le larynx entier d'une vaste ulcération fournissant une grande quantité de pus qui baigne le larynx. Quoique ce soit là un accident fort rare, il est plus effrayant en apparence qu'en réalité. Quant à la durée de ces ulcérations, il est impossible de la déterminer, attendu que les malades ne viennent consulter qu'une fois qu'elles sont établies et à la période d'état.

Sous l'influence d'un traitement approprié elles marchent résolument vers une terminaison heureuse, l'ulcération peut mettre à nu les cartilages du larynx, cependant l'inflammation syphilitique peut se porter d'emblée sur le cartilage, en provoquer l'ossification, la carie, la nécrose ; dans ce cas on trouve parfois des débris de cartilage dans les matières expectorées. Si ces débris sont introduits dans les voies respiratoires ils y jouent le rôle de corps étrangers et peuvent provoquer des accès de suffocation. Par la métamorphose hyperplasique peut se développer un hypertrophie des tissus cellulaires sous-muqueux, d'où résultent des indurations et des cicatrices ; le système musculaire peut aussi s'hypertrophier, comme l'a déjà observé Cruveilhier pour les replis inférieurs, puis on voit se développer des bourgeons charnus sur les bords des ulcères. Il ne faut pas les confondre avec des végétations papillaires, cependant les métamorphoses les plus importantes sont les cicatrices et les membranes adhésives. Une des complications les plus graves des ulcères est l'œdème dont nous parlerons dans un chapitre spécial.

Chez les jeunes enfants, suivant M. le professeur Parrot (1), le larynx dans la syphilis est moins souvent atteint que chez l'adulte et les lésions consistent, soit en érosions légères, soit en ulcérations.

« J'ai vu sur la face antérieure de l'épiglotte, nous dit ce professeur, une ulcération parfaitement arrondie, à bords taillés à pic, à fond cerise de 7 ou 8 millimètres de diamètre ; mais ce cas constitue une exception. Habituellement la lésion a pour siège l'intérieur du larynx au-dessus de la glotte. A l'autopsie d'un enfant de deux mois, j'ai trouvé à la partie antérieure du larynx entre les cordes vocales, un ulcère rond taillé à pic de 2 millimètres de diamètre et décollé sur ses bords ; avec la pointe d'un stylet on arrivait sur le cartilage. M. J. Frankl, en 1868, a constaté chez un enfant du même âge un rétrécissement du larynx causé par une cicatrice rétractée.

M. Rul Ogez (2) parle d'une femme syphilitique qui présentait des ulcères du larynx accompagnés d'une tuméfaction telle, que l'on dut pratiquer sur elle la trachéotomie pour éviter la suffocation.

On traite ensuite la lésion locale par des insuflations à la poudre suivante :

(1) Parrot. VIIᵉ leçon. Progrès médical du 24 août 1878.
(2) Gaz. hop., 1856, p. 448.

Sucre de lait. . . . 3 gros.
Nitrate d'argent. . 1 grain.

Sous l'influence du traitement les ulcérations disparurent ainsi que le gonflement.

Un jeune homme de 18 ans fut syphilisé par des cathétérismes de la trompe d'Eustache en décembre 1862, la maladie fit de rapides progrès, et en mars 1863 des ulcérations se montrèrent dans le larynx et provoquèrent par leur présence toux et dyspnées intenses.

M. Dufour lit à la Société médicale du IXe arrondissement l'observation d'une dame de 24 ans qui présentait tous les signes de la phthisie pulmonaire au troisième degré, qui fut trachéotomisée en raison d'une gêne extrême de la respiration et de son aphonie et qui, soumise au traitement spécifique, fut promptement guérie et tous les signes de phthisie disparurent chez elle.

Traitement. — Le traitement général des ulcérations syphilitiques du larynx est celui de la période tertiaire.

Le traitement local consiste en cautérisations avec la solution de nitrate d'argent au trentième, pratiquées chaque jour une fois. On a aussi employé la teinture d'iode en solutions au vingtième, mais nous donnons la préférence au nitrate d'argent qui modifie plus profondément la surface de l'ulcère si l'ulcération est douloureuse; nous avons continué de pratiquer deux fois par jour le badigeonnage de la cavité laryngienne dans sa totalité avec une solution de glycérine morphinée au vingtième ; du reste nous proportionnons le degré de la concentration de cette solution à l'intensité de la douleur et à l'accoutumance du malade. De plus il est utile de prescrire des gargarismes désinfectants, dans le but de combattre l'odeur nauséabonde

due à la suppuration des ulcères, odeur qui est extrême-
ment pénible au malade. Dans ce cas nous avons coutume
de prescrire le gargarisme suivant : _

> Permanganate de potasse. 1,50
> Eau. .‾. , ... , ... 2,50
> Essence de menthe poivrée. 0,50

Obs. V (personnelle).

Le nommé X... bijoutier, âgée de 30 ans, contracta la syphilis il y a six
ans; il eut toute la série habituelle des manifestations syphilitiques. Rien de
bien saillant dans son état jusqu'au mois de juillet 1877, époque à laquelle
le malade eut un rhume dont il ne put se débarrasser ; à cette même époque, sous l'influence d'un refroidissement (le malade s'endormit la fenêtre
ouverte), la voix fut prise et l'enrouement alla toujours croissant mais fort
lentement; d'après les renseignements que nous donna le malade, son
aphonie ne dépassa jamais le second degré ; il avait la voix cassée mais non
éteinte. La marche progressive du reste de son enrouement fut très irrégulière et son état présentait des alternatives de mieux et de plus mal ; la voix
était plus mauvaise le matin ou après une fatigue de l'organe phonateur : la
voix redevenait plus nette après une expectoration abondante de matières
visqueuses et de fort mauvaise odeur. Depuis un mois douleur constante au
larynx s'exagérant par la pression et caractérisée par une sensation de picotement avec exacerbation nocturne.

Déglutition normale.

La nuit, léger cornage au 1er degré.

Respiration diurne normale.

L'appétit est diminué. Le malade ne fait pas d'excès alcooliques.

A son entrée à l'Asile (il nous vient de Saint-Antoine service Dujardin-
Beaumetz, avec le diagnostic de syphilis du poumon), le malade présente
de l'aphonie au 2e degré ; facies débilité ; état général mauvais.

Le malade tousse beaucoup et donne à l'auscultation les signes de phthisie pulmonaire.

Cœur normal.

Examen du larynx. L'épiglotte normale ; corde inférieure droite ulcérée à
la partie antérieure, épaissie et légèrement rouge vers son tiers postérieur ;
la corde gauche est ulcérée à sa partie antérieure. Cordes supérieures légèrement hypertrophiées et rouge intense, ainsi que toute la cavité laryngienne.

Les aryténoïdes sont très rouges, un peu œdimatiés et exulcérés, surtout celui de gauche dont la base est recouverte d'un enduit grisâtre pultacé ; la trachée que l'examen montre jusqu'au 4ᵉ anneau, est le siège d'un léger érythème.

Traitement. Iodure de potassium, 4 gr. par jour pendant dix jours. Cinq jours de repos, puis proto-iodure de mercure durant quinze jours, 8 centig. par jour.

Le 27 septembre les cordes inférieures présentent seulement un peu de rougeur à leur tiers postérieur ; la droite est encore un peu exfoliée, l'œdème des aryténoïdes a disparu ; ils sont encore un peu rouges et forment entre leur base une sorte de sillon qui est recouvert d'un enduit grisâtre déjà signalé ; ils ne présentent plus d'exulcération à leur surface, Même traitement.

L'aphonie persiste au 2ᵉ degré.

Le 20 octobre le malade n'a plus aucune lésion matérielle ; les cordes vocales portent des cicatrices un peu déprimées ; l'aphonie est moins prononcée.

Le malade sort de l'asile.

OBS. VI (personnelle).

Le nommé X..., serrurier, âgée de 23 ans, entré le 25 janvier 1879, salle Cuvier, contracta la syphilis il y a trois mois et c'est seulement depuis deux mois qu'à la suite d'une angine (au dire du malade) sa voix devint enrouée. Le malade ne s'en préoccupa pas autrement. Il avait été traité à l'hôpital du Midi pour ses accidents syphilitiques dont il se croyait à tout jamais débarrassé.

Il nous vient de l'hôpital Lariboisière où il avait été admis pour son hémiplégie et traité à l'iodure de potassium pendant plusieurs mois ; il en prenait chaque jour 4 grammes. Ce malade nous arrive à l'asile dans un état fort satisfaisant quant à son hémiplégie, mais son larynx est le siège de lésions assez graves. La déglutition est fort douloureuse pour les solides surtout, pour les liquides elle est à peu près normale. La voix est rauque, aphonie au 2ᵉ degré, la respiration normale.

Examen incomplet la première fois, en raison de la sensibilité excessive du voile du palais de notre malade, sensibilité exagérée par la présence de deux plaques muqueuses situées de chaque côté de la luette. Je ne peux voir que l'épiglotte qui est très rouge et qui présente à sa face inférieure une ulcération assez profonde et dont les bords sont taillés à pic, ulcération située sur le bord libre au niveau de sa partie la plus convexe. Je touche les plaques muqueuses du voile du palais avec de la teinture d'iode et je fais prendre au malade 30 gr. de sirop de Gibert par jour. De plus je lui fais faire des frictions mercurielles au devant du larynx trois jours après.

Le 28 janvier je parviens à faire un examen complet. La corde inférieure gauche chevauche sur la corde droite, elle est le siège d'une rougeur livide fort intense ; la corde supérieure droite présente une ulcération peu profonde et à fond sanieux, la face supérieure de l'épiglotte est couverte d'exfoliations, elle est de plus très œdématiée, l'aryténoïde droit est également œdématié, la cavité laryngienne est uniformément rouge sombre, la corde inférieure gauche seule tranche par sa teinte plus foncée, ses mouvements sont moins amples qu'à l'état normal et dans l'effort phonétique elle ne rejoint qu'incomplètement la corde droite.

Je continue le traitement pendant trois semaines et les lésions s'amendent de jour en jour ; le chevauchement des cordes persiste, mais la rougeur disparaît. Les ulcérations de l'épiglotte et de la corde supérieure droite et réduite de moitié au moins, le malade déglutit sans douleur, sa voix s'est de beaucoup améliorée, il a actuellement de l'aphonie au 1er degré. C'est dans cet état que le malade sort de l'Asile le 25 février. Je l'engage à continuer son traitement en se reposant huit jours chaque mois.

Il revient à l'asile le 15 mars pour une entorse tibio-tarsienne. Sa voix est dans le même état qu'à l'époque où il est parti de nos salles, il dit avoir rigoureusement fait le traitement qui lui avait été conseillé. A l'examen je ne trouve plus aucune lésion, si ce n'est le chevauchement de la corde inférieure gauche, toute rougeur a disparu, même sur la corde inférieure gauche, il n'y a plus d'œdème, ni de l'épiglotte ni de l'aryténoïde. Je continue le traitement.

Le malade quitte une seconde fois l'Asile le 4 avril ; il garde toujours son chevauchement de la corde droite.

L'aphonie persiste au 1er degré.

§ IV. — *Hypertrophie.*

Rarement général un seul cas en existe dans la science, observation Rendu. Le plus généralement cette hypertrophie est localisée en des points très peu étendus, c'est ce qui constitue les végétations. Trousseau et Belloc (1) sont les premiers qui les avaient décrites dans leurs observa-

(1) Loc. cit.

tions II et III, ensuite Lebert (1), puis Turck (2), qui insiste
sur la brièveté du pédicule. Puis Verneuil (3) (1859) et
Huguier (4) (*Gaz. d'hôp.*, 1859), ou les végétations volumi-
neuses avaient causé une mort subite. Il existe une foule
d'observations de ces végétations et nous croyons que l'on
en a abusé.

Forme végétante. — Après les ulcérations, les accidents
syphilitiques les plus fréquents dans le larynx sont sans
contredit les végétations (qui sont une modification de l'ulcère qui au lieu de se cicatriser bourgeonne outre mesure)
ces végétations sont mamelonnées, framboisées, papillaires ou plates, elles sont quelquefois microscopiques,
elles sont fort rares dans le larynx, et les auteurs qui en
citent si fréquemment se sont égarés dans leur diagnostic,
ils ont pris pour elles des bourgeons charnus développés
sur des ulcérations, ou des condylomes plats, des plaques muqueuses, un condylome peut bien exister chez
un syphilitique, sans par là même être essentiellement syphilitique. Du reste le traitement spécifique peut seul encore dans ce cas trancher la question. Ces végétations syphilitiques prennent naissance, soit sur les aryténoïdes
(Turck), soit dans les ventricules du larynx (Bourguet).

Avant la découverte du laryngoscope on en avait déjà
observé, mais seulement *post mortem* ainsi que le rapporte
la *Gazette des hôpitaux* de 1859, p. 328, dans une observation d'une malade qui mourut subitement dans le service
de M. le Dr Huguier.

Les végétations syphilitiques du larynx siègent généralement sur les cordes vocales supérieures et inférieures,

(1) Loc. cit.
(2) Turck. Loc. cit.
(3) Verneuil. Gaz. des hop., 1859.
(4) Obs. Hugier et Verneuil, Gaz. des hôp. 1859, p. 328.

soit sur le plat de la corde, soit sur son bord libre, souvent sur une seule, mais plus fréquemment encore à l'angle de réunion ou sous l'épiglotte, qui les abrite en quelque sorte. Il est rare d'en trouver sur l'épiglotte même et surtout sur les cartilages aryténoïdes. Tantôt pédiculées, plus souvent sessiles, rarement elles sont solitaires. Dans quelques cas cependant le larynx entier en est comme semé et alors elles ont la forme et la grosseur d'un grain de millet. Elles sont très rouges, ce qui tient à leur grande vascularité, que l'on constate du reste en les arrachant, car elles donnent beaucoup de sang. Quelquefois pédiculées elles peuvent atteindre la grosseur d'un pois et même d'une fève. Dans ces cas de végétations énormes, les malades éprouvent une grande dyspnée, des douleurs assez vives au niveau de la fourchette sternale. Dans le larynx au contraire ils ne sentent rien, ils n'ont même pas dans beaucoup de cas la sensation d'un corps étranger. Pour dormir si le polype est pédiculé, ils sont forcés d'avoir la tête inclinée en bas. Inutile de dire qu'il y a disphonie surtout si la végétation est insérée sur le bord libre d'une des cordes inférieures ou à l'angle de réunion.

Lorsqu'ils expirent violemment on entend comme un bruit de soupape, qu'ils comparent à un bouchon où à un crachat violemment expulsé; à l'auscultation du larynx on ne trouve rien et les malades ne crachent jamais de morceaux de leur tumeur, signe diagnostic donné par Ehrmann de Strasbourg. (1)

Dans quelques cas de petites végétations multiples et sessiles, la voix est conservée forte, mais rauque, cela tient à ce qu'elles vibrent avec les cordes. Plus tard lorsque l'on opérera le malade, il restera quelques jours aphone, non seulement à cause de l'inflammation consécutive du trau-

(1) Des polypes du larynx.

matisme, mais encore parce que ces cordes auront desappris à vibrer sans les productions morbides qui faisaient corps avec elles.

Ces végétations sont de la même nature que les papillomes que l'on rencontre sur la verge et aux grandes lèvres chez la femme, l'examen histologique démontre que ce sont des papilles très développées.

Chaque papille est constituée au centre par une anse capillaire centrale recouverte par une couche d'épithélium pavimenteux, avec de gros noyaux et de gros nucléoles, couche épithéliale de vingt à trente fois plus épaisse qu'à l'état normal.

Quant à la structure de ces végétations d'après Cornil et Ranvier (1), si les papillomes ont eu un développement rapide, le corps des papilles est formé de tissu conjonctif embryonnaire. Lebert avait observé la couche épaisse de revêtement des végétations situées au niveau des cordes vocales, mais Cornil et Ranvier font remarquer que les papillomes possèdent souvent un revêtement de cellules pavimenteuses, alors même que le point de la muqueuse où ils naissent est tapissé de cellules cylindriques ; ces cellules sont souvent vésiculeuses et en dégénérescence colloïde, ce qui explique peut-être l'aspect blanchâtre de ces végétations. Ces papillomes, qui d'ordinaire naissent des papilles de la muqueuse, peuvent se développer sur des parties dépourvues de papilles comme les ventricules du larynx.

Ces végétations disparaissent difficilement par les cautérisations au nitrate d'argent. On ne peut les brûler avec

(1) Cornil et Ranvier. Manuel d'histologie.

le nitrate acide de mercure, qui cautérise trop profondément. On peut se servir de l'acide chromique dilué, mais
le mieux est de les arracher avec des pinces et de cautéri-
ser la place qu'elles occupaient avec le nitrate d'argent.

Les papillomes du larynx repullulent avec une extrême
facilité et quelquefois, il faut plusieurs années pour en débarrasser le malade.

Il arrive assez souvent que l'on voit des malades qui
portent sur l'une des cordes vocales de petites tumeurs sessiles, arrondies, rouges, de la grosseur d'un pois et qui
altèrent la voix d'une façon moyenne, souvent on a porté
le diagnostic du polype, tandis que ces tumeurs sont de
simples papillomes syphilitiques que le traitement mercuriel fait rapidement disparaître sans laisser la moindre
trace. Nous serions portés à croire que ces prétendues tumeurs sont identiques avec les papules hypertrophiées.
que l'on rencontre sur la peau à la période secondaire.

Guinier de Montpellier (1) lit à l'Académie de médecine
(séance du 3 avril 1866), une observation de végétations
syphilitiques du larynx, constatées au moyen du laryngoscope, c'est le premier fait de ce genre qui fut observé et
publié par un médecin de province. Les végétations furent
traitées et guéries au moyen de cautérisations avec une
solution concentrée de nitrate d'argent:

$$\left. \begin{array}{l} \text{Nitrate d'argent} \\ \text{Eau distillée} \end{array} \right\} \quad \bar{a}\bar{a}$$

Maunoir (2) rapporte l'observation d'une malade du service de M. Buquoy, qui eut des accidents laryngés cinq ans

(1) Guinier. Bull. de l'Académie de médecine, séance du 3 avril 1866.
(2) Maunoir. Bull. de la Soc. d'anat., 1871, p. 269.

après l'infection. L'examen laryngien pratiqué par M. Krishaber fournit les données suivantes : végétations au niveau de la glotte, Cette malade présentait des accès d'étouffements très fréquents et fort graves du cornage très prononcé et de la dysphonie. En dépit du traitement spécifique on dut en venir à la trachéotomie et elle mourut 11 jours après l'opération d'infection purulente.

Autopsie. — *Larynx* : Epaississement des cordes inférieures qui ne présentent aucune ulcération. Au-dessous d'elles immédiatement, trois végétations polipiformes de la grosseur d'un pois. Elle dépassent le bord des cordes vocales, la muqueuse est recouverte de mucosités visqueuses, M. Bucquoy croit ces végétations implantées sur d'anciennes plaques muqueuses.

Traitement général. Celui des accidents tertiaires. — Local. — Employer les cautérisations répétées avec le crayon de nitrate d'argent, avec l'acide chromique en solution au 10ᵉ dans de l'eau.

Mais le moyen le plus efficace est l'ablation des végétations, soit à l'aide de pinces, soit à l'aide de l'anse galvanique ; nous donnons la préférence à ce dernier moyen.

Quelquefois la trachéotomie est indispensable, alors on peut agir sur la lésion par l'ouverture trachéale, et la voie naturelle.

§ V. — *Fibrómes syphilitiques.*

Nous trouvons dans la Gaz. des hôp. 12 juin 1875, l'observation suivante de M. Edouard Fournier (1). Un homme de 38 ans, qui, dix ans après l'infection présentait de l'aphonie due à une tumeur laryngée, de consistance fort dure et d'un volume considérable, sur laquelle les efforts de traction étaient inefficaces à l'extirper; pendant une année les tentatives eurent pour but, non pas l'extraction de la tumeur mais furent faites dans le but de pédiculiser la tumeur de façon à rendre son extraction possible.

Il n'existe pas de caractère qui puisse différencier les fibrômes de nature syphilitique des fibrômes ordinaires, aussi doit-on les dénommer fibrômes d'origine syphilitique, ce qui signifie qu'ils se sont développés à l'occasion d'un processus inflammatoire de nature syphilitique. Voici du reste comme nous comprenons leur genèse.

La muqueuse du larynx est très souvent le siège de manifestations syphilitiques, soit, sous forme érythémateuse, soit sous forme ulcéreuse. Ces manifestations guérissent ordinairement assez vite sous l'influence du traitement spécifique avec ou sans cautérisations. Mais si une irritation locale permanente, comme la fumée de tabac par exemple, empêche la guérison de ces manifestations, de véritables bourgeons charnus se développent à la surface de ces ulcécérations. Les éléments conjonctifs de la muqueuse sont le siège d'un travail hyperplasique, et nous avons ainsi toutes les conditions favorables à la production d'une tumeur fibreuse ; l'irritation n'a pas besoin d'être de nature syphilitique pour produire des effets semblables, aussi nous nous gardons bien de désigner sous le nom de fibrômes syphilitiques, comme on fait généralement. Les tumeurs qui se développent sous l'influence irritative de la syphilis.

Nous insistons sur ce point parce que ces néoformations sont rebelles au traitement spécifique et qu'elles peuvent présenter, alors même que toute influence syphilitique a

(1) Fournier. Gaz. des hop., 12 juin 1875. Leçons cliniques.

été éloignée de l'organisme ; le seul traitement qui leur soit applicable c'est l'extirpation.

' Les fibrômes de provenance syphilitique, se distinguent aussi des gommes non seulement au point de vue histologique, mais encore au point de vue de leur sensibilité au traitement. Les gommes disparaissent le plus souvent sous l'influence du traitement antisyphilitique, les fibrômes jamais.

Traitement : l'ablation par les voies naturelles ; les cautérisations ici sont insignifiantes.

§ VI. — *Gommes.*

Raremennt la laryngite chronique Bucquoy (1) (clin. des 20 et 29 avril 1875 *Gaz. des hôp.*) survient en dehors de causes diathésiques. A moins qu'elle ne soit déterminée par un usage immodéré de la parole, l'abus de boissons alcooliques, l'action de vapeur et de poussière irritantes. En dehors des cas de laryngite simple elle est le résultat d'une affection diathésique.

Le syphilôme ou gomme, ou tubercule syphilitique.

Cet accident tertiaire a été constaté par plusieurs observations, à l'aide du laryngoscope, sous forme de petite nodosités saillantes grisâtres ou jaunâtres du volume d'un grain de chènevis ou de millet sur diverses régions du larynx déformées ou tuméfiées ou sous forme de trainées jaunâtres, Mandl en a vu en 1851 un exemple remarquable ; il y en avait sur l'''épiglotte, sur la corde vocale gauche et à l'angle antérieur, où existait une végétation

(1) Bucquoy. Clin. des 20 et 29 avril 1875. Gaz. des hôp.

bosselée par des nodosités ; parfois ces tubercules atteignaient le volume d'un pois. Turck a vu une tumeur gommeuse sous-glottique (Klinik, p. 389) ainsi que M. Durantÿ. La spécificité de la tumeur gommeuse consiste dans la forme circonscrite globuleuse de la tumeur destinée à subir des métamorphoses regressives ultérieures auxquelles les éléments du tissu conjonctif environnant restent étrangers. La gomme suit son cycle ordinaire dans le larynx comme partout ailleurs. La terminaison a lieu par métamorphose hyperplasique (œdème, sclérose, ulcération, nécrose ou épaississement pseudo-plastique) ou hyperplasique (induration, callosités, cicatrices membraneuses, adhésions cicatricielles, d'où résulte la sténose de la glotte ou de la trachée).

La laryngite syphilitique a avec la laryngite tuberculeuse de grandes analogies, dans la période tertiaire, qui seule nous occupe ici, les gommes et les tubercules dont le larynx est fréquemment le siège déterminent, en se rompant, une destruction plus ou moins considérable de cet organe.

Leur siège est ordinairement sur l'épiglotte, mais les ligaments, les cordes vocales peuvent également leur servir de point de départ, elles s'accompagnent généralement alors d'un état inflammatoire qui se manifeste par une injection notable de la muqueuse. Pendant que la lésion est en activité elle entraîne déjà des conséquences fâcheuses dans les fonctions du larynx, conséquences qui persistent même après la guérison de cette ulcération, il en résulte des cicatrices et des déformations permanentes.

Mais, soit pendant le cours de la période ulcérative, soit après que la cicatrisation s'est effectuée, que l'ulcération soit syphilitique ou non, il peut se joindre aux symptômes qu'elle détermine, une complication terrible : l'œdème de la glotte.

D'après cette description le diagnostic est facile. On a souvent insisté sur le fait de l'expulsion du bourbillon lorsque la gomme se rompt mais il est bien peu de malades qui peuvent donner des renseignements assez précis sur cet accident pour que l'on puisse y ajouter une grande importance. Il est précieux quand on le rencontre, mais ne le trouvant pas, il ne faut pas se fonder sur son absence pour nier la possibilité de la gomme.

Les malades porteurs de gommes ont en général une dysphagie intense, une douleur très vive au niveau du larynx, de la toux fréquente et une expectoration muqueuse très épaisse.

Le pronostic est fort grave, non pas tant pour le présent que pour les lésions consécutives de la gomme,

Le traitement général seul suffit ordinairement et est d'un grande efficacité, mais si la gomme suppure on ne peut arrêter la formation de cicatrices qui ont alors la plus grande gravité.

Obs. VII (personnelle).

Le nommé X..., contracta la syphilis en 1875.

En mars 1877, laryngite intense ; déglutition normale à toutes les périodes de la maladie. La voix se perdit insensiblement et après quinze mois l'aphonie était lentement et progressivement arrivée au 3e degré.

Actuellement notre malade a de l'aphonie au 2e degré sans gêne pour la respiration ni la déglutition, si ce n'est une sécheresse de la bouche assez gênante surtout le matin au réveil ; le malade a la bouche fort mauvaise ; son haleine est fétide.

Céphalée intense, douleurs ostéocopes. Le malade se plaint d'une douleur fort vive au niveau de la région latérale droite du larynx, principalement la nuit.

Le pharynx est rouge et couvert de granulations, et ne porte pas trace de plaques muqueuses.

L'examen laryngien permet de constater de la rougeur uniforme et assez intense répandue dans toute la cavité.

L'épiglotte est déformée en cornet et présente sur sa face supérieure, au niveau de son bord libre (partie convexe), une tumeur ulcérée de la grosseur d'une olive et ouverte en cratère, présentant un aspect granuleux; l'aryténoïde droit est comme bilobé, sa partie supérieure, au niveau de sa corne supérieure porte une tumeur de la grosseur d'une noisette mondée de sa coquille : elle est rouge vif. Les cordes supérieures sont hypertrophiées, les inférieures normales; rougeur intense et uniforme de tout le larynx; pas d'autres lésions.

Le malade est soumis au traitement des laryngites tertiaires pendant deux mois et demi.

Après ce temps, le 4 juillet, le malade sort de l'Asile dans un état fort satisfaisant; plus de douleur nocturne. La tumeur de l'épiglotte se diminue de moitié de son volume et son épiglotte présente à la place qu'occupait la tumeur, un gonflement blanchâtre opalin bien limité, et elle paraiten cet endroit épaissie du double de son volume normal, la surface en estgranuleuse sur la partie interne se trouve comme un petit tubercule rouge.

L'aryténoïde droit est à peine plus gros que le gauche, son volume est à peu près normal. Le reste de la cavité laryngienne est normale.

Respiration et déglutition normales; la phonation a fait un progrès sensible; le malade dans la conversation, a la voix voilée mais presque plus éraillée.

§ VII. — *Cicatrices.*

Pour M. Mandl (1), les cicatrices se forment par une couche de tissu germinatif qui s'élève au fond de l'ulcère; elles sont caractérisées par un glissement de l'épiderme, sous l'influence de la rétraction du tissu cicatriciel, assez forte pour oblitérer complètement tous les vaisseaux sanguins de la cicatrice; il en résulte ainsi des rétrécissements et la sténose de la glotte. Elles sont recouvertes quelquefois d'une membrane lisse plus ou moins épaisse;

(1) Loc. cit.

elles peuvent former des cordons qui vont de l'épiglotte
ou des replis aryépiglottiques sur les parois latérales du
pharynx, si celui-ci a été simultanément ulcéré. Les ulcérations des cordes inférieures ne donnent pas toujours
lieu à des cicatrices, la perte de substance est souvent
indiquée par une légère dépression ; cependant on a vu les
deux cordes du même côté ne former qu'un seul cordon
difforme, ou les deux cordes inférieures être réunies dans
une étendue plus ou moins grande ; cette adhésion des
deux cordes inférieures peut revêtir la forme de membrane ne laissant passage à l'air que par la glotte inter-
cartilagineuse ; c'est ce que présentait le malade du profes-
fesseur Schrotter. Si l'apophyse vocale a été mise à nu
par la perte de substance éprouvée par la corde inférieure,
on la voit saillante, recouverte d'une mince membrane.

Les symptômes sont une altération permanente de la
voix et de la dyspnée.

Elles peuvent engendrer des déformations du larynx les
plus bizarres, être cause d'œdème et amener l'asphyxie
plus ou moins rapide du malade, si l'on n'intervient pas
promptement. Souvent la trachéotomie est indispensable
par suite du rétrécissement qu'elles occasionnent.

Dans le cas où une affection grave du larynx a amené
un rétrécissement du larynx tel que la trachéotomie a dû
être pratiquée et que le rétrécissement persiste de façon à
ce que l'on ne puisse retirer la canule, Schrotter pratique,
à l'aide du laryngoscope, le cathétérisme du larynx ; au
moyen d'une sonde à bout coupé, il introduit dans le rétrécissement et dans la fenêtre de la canule, un cône de
caoutchouc durci ou de métal, et de calibre progressivement croissant ; une pièce appropriée le maintient dans la
canule ; un fil fixé à son extrémité supérieure ressort par
la bouche et n'empêche pas le malade de prendre ses ali-

De Lamallerée.   6

ments. De cette façon, le malade peut garder toute une journée le cône dilatateur dans son larynx.

Nous verrons, du reste, quand nous parlerons du rétré-cissement, quel rôle les cicatrices jouent dans sa production.

Traitement général : Celui des accidents tertiaires.

Traitement local : La scarification et la dilatation.

§ VIII. — *Abcès syphilitiques.*

Ces abcès (Herman Klemm, de Leipzig)(1) ne se manifes-tent pas souvent par des symptômes subjectifs, de sorte que leur présence n'est pas toujours constatée. Ce qui peut attirer l'attention du malade, c'est une gêne légère de la déglutition et parfois un besoin de faire des mouvements de déglutition à vide.

Il est très remarquable que l'épiglotte n'est presque jamais atteinte en même temps que le pharynx, mais seu-lement plus tard. Chez un malade il s'est passé neuf années entre la période primaire de la syphilis et l'affection épiglottique. En général cette durée varierait de deux à cinq ans. Le traitement préconisé par cet auteur consiste dans la cautérisation au nitrate d'argent et parfois à la teinture d'iode, pour l'état local, et dans le traitement mercuriel par l'estomac, la méthode hypodermique, et en frictions pour l'état général.

(1) Deutsche Klinik n° 19, mars 1873 (Die syphilische Geschwüre Am. Kehldeekel).

§ IV. — *Œdème.*

La laryngite œdémateuse (Mandl) (1) est une terminaison de la laryngite chronique et survient principalement à la suite de laryngites ulcéreuses simples ou diathésiques. Son étiologie est celle de la laryngite chronique. Mandl préconise les scarifications, puis l'œdème disparu, instituer ou continuer le traitement de la laryngite chronique.

Le pronostic est fort grave,

Le diagnostic est simple avec le laryngoscope qui permet de juger de l'étendue et de la nature et du siège de l'œdème.

Le traitement interne seul échoue presque constamment, il peut dans les cas de syphilis aider puissamment la guérison, mais l'œdème exige de prompts-secours et ceux-ci le traitement topique seul peut les donner; les principaux moyens sont la scarification et la trachéotomie, la sonde laryngienne et la cautérisation. La marche et la durée pourront mettre sur la voie pour décider s'il s'agit d'une laryngite ou spécifique, le traitement mixte seul peut souvent indiquer si la laryngite est syphilitique car son insuccès absolu indique qu'elle est cancéreuse ou tuberculeuse. Mary fait remarquer que la maladie commence ordinairement dans les fosses nasales d'où elle se propage au larynx.

Sur 157 cas d'œdème de la glotte observés par Sestier, 14 appartiennent à la phthisie laryngée, 24 à la laryngite syphilitique, la fréquence de cette dernière tient à ce que dans le laryngite tuberculeuse la lésion siège de préférence dans l'angle des cordes vocales dont les bords durs et lardacés excluent le tubercule tandis que les lésions

(1) Gaz. des hôp., 8 juillet 1862.

osseuses cartilagineuses sont un fait fréquent dans la syphilis.

Quant à la dyspnée continuelle que présentent les individus atteints de laryngite chronique et au caractère sifflant que revêt l'inspiration tandis que l'expiration s'accomplit au contraire assez régulièrement, cela tient à ce que les bourrelets tuméfiés formés dans l'épaisseur des replis aryténo-épiglottiques, sont abaissés dans l'inspiration par le courant d'air qui pénètre dans la poitrine et qu'ils tendent alors à rétrécir l'orifice supérieur de la glotte tandis que l'expiration tend à les rejeter en dehors.

Laryngite syphilitique profonde (Mandl) (1).— Elle a pour caractère anatomique le gonflement diffus et excessif d'une portion quelconque du larynx avec rougeur plus ou moins intense, le gonflement pouvant porter sur tous les points du larynx lui donne, suivent son siège, des formes très différentes et tout à fait anormales. Le plus souvent les parties tuméfiées sont recouvertes, du moins partiellement, d'un muco-pus épais ou d'exsudations pseudo-plastiques petites, circonscrites en ilôts, peu confluentes ; c'est là le croup secondaire des Allemands.

(Notre œdème à nous) est rarement observé à l'autopsie dans les laryngites non ulcéreuses,

L'obs. II de Trousseau et Belloc en est cependant un exemple, puisqu'ils disent : « léger œdème des bords de la glotte et des ligaments épiglottiques, la muqueuse était boursouflée. »

L'œdème syphilitique est assez rare (Poyet) (2) et peut se produire principalement en trois points du larynx : 1° les cartilages aryténoïdes et l'épiglotte ; 2° les cordes vocales

(1) Mandl. Traité des maladies du larynx.
(2) Loc. cit.

supérieures et inférieures ; 3° le dessus des cordes inférieures et la trachée. De ces trois formes, la première est
la plus fréquente, la 3° la plus rare.

Le point ou siège l'œdème est gonflé, rouge, luisant ; si
c'est l'épiglotte qui est atteinte, elle est déformée en cornet, en marron, en museau de tanche ; si ce sont les aryténoïdes, ils sont très rouges, très gros et la déglutition est
difficile. Le malade dans ces deux cas parle assez bien, la
gêne de la respiration est presque nulle et s'il n'existe pas
d'ulcération il n'y a presque pas de douleur, il n'y a que le
sentiment d'un corps étranger dans la gorge et encore ce
phénomène est fort inconstant.

Il est très probable que lorsqu'il existe des ulcérations
sur les cordes inférieures, la substance musculaire y participe et qu'une sclérose du thyro-aryténoïdien interne en
peut être la conséquence. Turck (1) croit l'avoir constaté.

Symptômes. — En ce qui concerne la respiration, la dé-
glution et la phonation, ils sont les mêmes que ceux de la
laryngite chronique ; le signe le plus saillant est l'enrouement dont le malade peut s'apercevoir dès le troisième
mois après l'infection. J'ai vu un militaire qui a eu cet enrouement trente ans après l'accident primitif sans jamais
avoir eu d'accidents secondaires ni tertiaires, nous dit
Mandl. Le traitement spécifique en eut raison. On constate souvent l'aphonie avec immobilité en diminution
de la mobilité de l'un des aryténoïdes tuméfiés, la marche
est lente.

Diagnostic. — L'œdème ne présente rien de spécifique,
il se déclare avec une grande facilité dans le pourtour des

(1) Turck. Loc. cit.

.ulcérations siégeant sur les replis supérieurs ; il peut compromettre la vie du malade et exiger la trachéotomie, s'il ne cède rapidement à un traitement énergique.

Le diagnostic différentiel ne peut être établi que par les commémoratifs, les accidents concomitants ou antérieurs, principalement dans la bouche, et il est bien difficile d'arriver à un diagnostic précis lorsque l'on ne peut constater l'existence d'autres accidents syphilitiques, car on peut aussi bien avoir sous les yeux une phlegmasie simple qu'un cancer ou qu'une phymie primitive du larynx à leur début.

Obs. VIII (personnelle).

Le nommé X..., marchand de volailles, âgé de 28 ans, contracta la syphilis à l'âge de 27 ans et eut des plaques muqueuses dans la bouche, sur les amygdales et sur le voile du palais. Deux mois après son infection, perdit complètement l'usage de la voix ; il était absolument aphone.

Il fut soignée à l'hôpital du Midi (service de M. Horteloup) pendant trois mois. Il sortit guéri, mais il reprit ses excès alcooliques. Enfin il nous vient à l'Asile le 26 janvier, en convalescence d'une arthrite du coude gauche.

X... présente à cette date du cornage au 2° degré pendant le sommeil seulement. Sa voix présente de la raucité aphone au dernier degré ; il accuse une douleur persistante au niveau du larynx, douleur exaspérée par l'inspiration qui, à chaque fois qu'elle se produit, réveille une douleur plus vive ; l'expiration ne produit rien de semblable. La déglutition est douloureuse pour tout aliment. Rien au poumon ni aux autres organes.

L'examen laryngien fournit les données suivantes :

Œdème fort prononcé de l'épiglotte dont l'épaisseur est environ 4 fois plus grande qu'à l'état normal ; elle est déformée et repliée en cornet. La partie la plus convexe de son bord libre est le siège de 3 ulcérations fort profondes, les bords en sont taillés à pic, le fond en est sanieux et grisâtre.

Les ligaments et aryténo-épiglottiques participent à l'œdème de l'épiglotte.

L'aryténoïde droit est œdématié, mais beaucoup moins et ne présente aucune ulcération.

Les cordes supérieures sont œdématiés, elles recouvrent les cordes inférieures, elles sont tomenteuses et mamelonnées. L'œdème et les bourgeons dont elles sont le siège leur donnent l'aspect denté d'une lame de scie, dont la base de chaque dent aurait plus d'un millimètre de largeur; de plus les dents de chaque corde s'emboîtent dans le mouvement de constriction de la glotte; leur surface est couverte d'érosions et d'exulcérations.

Les cordes inférieures, dans la partie fort restreinte, du reste, qui est accessible à l'examen, sont le siège d'une rougeur sombre que l'on peut croire occuper toute leur surface; elles sont œdématiées.

Le reste du larynx est le siège d'une rougeur assez vive et d'un œdème modéré. En somme les diamètres du larynx, pris à n'importe quelle hauteur, sont diminués en moyenne de la moitié de leur dimension normale.

Le malade est soumis au traitement des accidents tertiaires :

Frictions mercurielles.

Après deux jours le traitement dut être suspendu en raison d'une légère salivation mercurielle.

Gargarisme :

> Eau...................... 200 gr.
> Chlorate de potasse....... 4 gr.

Trois jours après, cette complication ayant disparu, reprise du traitement. Le malade accuse une amélioration dans la voix, amélioration qui fut constatée par nous. La voix, quoique encore bien rauque, est moins éteinte qu'au début du traitement, et c'est principalement alors qu'il respire à l'air frais que le malade parle mieux.

Il n'y a plus de douleur au niveau du larynx, l'aryténoïde droit est de beaucoup moins œdématié, la rougeur a en partie disparu, les cordes supérieures sont toujours bourgeonnantes et recouvrent les cordes inférieures qui sont, à leur tiers antérieur seulement, accessibles à l'examen. A part la corde droite que l'on aperçoit dans ses trois quart antérieurs, ce que l'on peut distinguer est légèrement rouge. L'épiglotte est toujours déformée et œdématiée, à peu de chose près autant qu'avant le traitement.

Après quinze jours de traitement, les ulcérations de l'épiglotte ont disparu, les cordes supérieures sont moins œdématiées, la voix s'est améliorée sensiblement.

Le malade sort après un mois de traitement; les lésions sont en bonne voie de guérison. Les cordes supérieures sont toujours découpées en dents de scie, mais leur œdème est presque complètement résolu : elles n'ont plus d'exulcérations. Les cordes inférieures sont visibles dans toute leur étendue; elles sont à peines teintées en rouge. Les ulcérations et l'œdème de l'épiglotte ont disparu; elle conserve cependant sa déformation en cornet. La respiration est normale ainsi que la déglutition. La voix n'est plus voilée, mais elle est toujours profondément rauque.

Je conseille à notre malade de se reposer de sont traitement pendant un mois, et de reprendre ensuite pendant trois mois, et ainsi de suite pendant une année.

Obs. IX (personnelle).

M. V..., tailleur, se présente pour la première fois le 9 février 1877 à la consultation laryngoscopique de l'hôpital de la Pitié ; il nous apprend qu'il est atteint de syphilis depuis quinze ans, et que depuis un an environ, après avoir passé par toute la suite des accidents occasionnés par sa diathèse, il a vu sa voix subir des altérations progressives.

Au début de ces accidents il avait la voix légèrement voilée, surtout lorsqu'il voulait émettre des sons aigus, mais assez rapidement la voix fut également voilée dans les notes basses ; rien encore ne le préoccupait sur son état et ce n'est qu'au mois de décembre 1876 que le malade sentit de la difficulté à respirer. Voyant son oppression s'accroître de jour en jour, il se décide à aller consulter à l'hôpital Lariboisière ; on lui fait prendre du sirop de Gibert. En dépit du traitement son état s'aggrave, la gêne de la respiration est extrême et le malade entre à la maison de santé du Dr X..., à Neuilly. M. Krishaber qui l'avait traité à Lariboisière le voit de nouveau à Neuilly, et comme la gêne de la respiration croit constamment et fait croire à une prochaine terminaison fatale, se détermine à faire la trachéotomie ; il fixe le jour de l'opération au 10 janvier.

Le jour de l'opération, M. Krishaber vient et trouve son malade respirant beaucoup plus facilement que la veille, aussi diffère-t-il la trachéotomie qui était devenue inutile. A partir de ce moment-là le mieux s'accentue rapidement et la respiration devient facile et normale ; la voix reste toujours rauque et déchirée comme les jours précédents. Le malade sort de la maison de santé quelques jours plus tard continuant son traitement anti diathésique, il va de plus à la consultation laryngoscopique de l'hôpital Lariboisière où on lui fait des cautérisations avec du nitrate d'argent (solution au 20e). Son état allait lentement vers un mieux appréciable.

Cet état de chose dura environ deux mois, mais en février le malade se trouve subitement plus mal ; c'est à cette époque qu'il vient à la consultation laryngoscopique de M. Krishaber à l'hôpital de la Pitié, où nous l'avons soigné. M. Krishaber pratique l'examen laryngien et nous fait remarquer que les cordes vocales sont très rouges, qu'elles sont le siège d'érosion superficielles, la corde vocale gauche qui est légèrement œdématiée est à peu près immobile ce qui produit un rétrécissement notable de la glotte ; toute la cavité laryngienne participe à la rougeur intense de la glotte.

Indépendammen de l'oppression, le malade a de l'enrouement de la dysphonie ; il ressent un picotement insupportable à la gorge avec exacerbation nocturne, ce qui lui occasionne une toux incessante amenant l'expectoration de muquosités et parfois provoquant des vomituritions.

La déglutition n'est pas douloureuse.

Le poumon ausculté à plusieurs reprises est parfaitement sain. Rien au cœur non plus.

On lui fait deux fois par semaine des cautérisations avec une solution de nitrate d'argent au 10ᵉ.

Il est soumis à un traitement général rigoureux suivant la méthode de M. Krishabert.

Le malade revient toutes les semaines deux fois, son état reste parfaitement stationnaire, on lui continue le même traitement local ; de plus, le 5 mars, on lui fait appliquer un vésicatoire sur la région du larynx et on lui ordonne des insufflations avec la poudre suivante :

> Nitrate d'argent   0 gr. 50
> Sucre de lait...   20 gr.

ce qui lui procure un peu de soulagement. A partir de ce moment et progressivement son état étant amélioré d'une façon assez notable, le malade cesse tout traitement et abandonne les consultation de M. Krishaber et son traitement.

Quinze jours ne s'étaient pas écoulés que son état empire de nouveau et de nouveau il retourne à la maison de santé ; là dyspnée va toujours en croissant, il y a du cornage au 3° degré, il commence à se cyanoser. M. Krishaber le voit de nouveau et en présence de symptômes aussi alarmants et aussi rapides dans leur évolution, il fixe au lendemain la trachéotomie, seule ressource qui reste pour sauver le malade.

En attendant on commence un traitement interne qui consistait à lui faire boire des Eaux-Bonnes et sirop de Gilbert 30 gr. par jour et une potion à l'iodure de potassium 4 gr. ; cette médication agit rapidement sur le malade qui voit disparaître aussi rapidement qu'elle était venue la dyspnée pour laquelle on projetait pour la seconde fois de faire la trachéotomie ; naturellement l'opération n'eut pas lieu.

Le succès inespéré de cette médication décide le malade à la continuer sérieusement et lorsqu'il m'est donné de le revoir le 16 juillet 1877, à la clinique de M. Krishaber, je trouve seulement de la rougeur un peu diffuse de toute la cavité laryngienne, il n'y a plus d'ulcérations ; peut-être un peu d'œdème des replis thyro-aryténoïdes et de l'épiglotte.

La voix, par exemple, est toujours aussi rauque et aussi déchirée que par le passé.

Le malade a bon appétit ; il est sorti de la maison de santé depuis le mois de mai et a repris son travail.

Obs. X (personnelle).

Le nommé X..., charretier, âgé de 63 ans, contracta la syphilis il y a vingt-cinq ans ; il eut les accidents secondaires deux mois après, puis lui survinrent des syphilides papulo-crustacées sur les membres et le thorax.

Antécédents alcooliques.

Le malade n'a jamais eu d'accidents laryngiens avant le 31 août 1879, à la suite d'un refroidissement il devient totalement aphone, il a du cornage au 3e degré, dysphagie extrême ; son état général est fort mauvais, il est très anémié et présente le type de la cachexie syphilitique.

L'examen laryngien pratiqué à l'Asile révèle un œdème général de tout le larynx sans ulcération ni érosion, les cordes inférieures se voient difficilement, elles paraissent triplées de volume et immobiliséess.

Notre malade est sous le coup d'une asphyxie imminente, aussi tout en nous tenant prêt à faire la trachéotomie, voulons-nous mettre en pratique le conseil de notre maître Krishaber et tentons-nous le traitement mixte en y joignant les frictions mercurielles.

Les accidents semblent rester stationnaires pendant la première journée, le second jour notre malade respirait mieux ; enfin le cinquième jour il avait de la salivation mais il était sauvé de l'asphyxie.

Nous suspendons le traitement deux jours pendant lesquels nous insistons sur le chlorate de potasse en gargarisme.

Puis reprise du traitement pendant un mois au bout duquel le malade sort de l'Asile dans l'état le plus satisfaisant. Le larynx ne présente plus d'œdème ni d'érythème ; par exemple, le malade a de l'assynergie vocale, la voix est légèrement voilée, la respiration et la déglutition sont normales.

§ X. — *Nécrose.*

Nous trouvons dans l'union médicale (1) l'observation d'un matelot, âgé de 31 ans, qui, dix ans après avoir contracté la syphilis. et n'avoir pour ainsi dire

(1) 1861, 28 novembre. Ext. de The. Lancet du 21 octobre 1861.

fait aucun traitement, à la suite d'un refroidissement, fut pris d'un violent mal de gorge avec dyspnée extrême, pas de dysphagie, toux fréquente sans beaucoup d'expectoration, accès fréquents de dyspnée qui mettent sérieusement la vie du mal en danger ; pas de douleur à la pression du larynx, on remarque du côté gauche un ganglion très tuméfié sous le sterno-mastoïdien.

Quatre jours après son entrée à l'hôpital, on doit le trachéotomiser ; il meurt quelques heures après l'opération. Autopsie : le cricoïde était ulcéré sur sa face externe, en arrière, et des portions nécrosées s'en détachaient sur d'autres points ; la muqueuse laryngée à ce niveau paraissait saine Le récurrent gauche était comprimé par une masse ganglionnaire très indurée, située sous le bord postérieur de la partie inférieure du muscle sterno-mastoïdien gauche.

Nous ne parlons que de la nécrose du cricoïde, attendu que c'est la manifestation la plus fréquente de ce genre qui ait été décrite jusqu'ici, et du reste ce que nous en disons est applicable à la nécrose des autres cartilages du larynx, qui, eux ne sont que tout à fait exceptionnellement atteints, ainsi que nous l'avons déjà dit tout en parlant de la laryngite spécifique en général, qu'en parlant des complications des ulcérations.

Cette nécrose. comme nous l'avons dit plus haut, peut être le fait d'une ulcération laryngée préexistante, ou être pour ainsi dire primitive sous l'influence diathésique, nous avons vu également que le cricoïde, était de tous les cartilages du larynx, celui qui paraissait y être le plus prédisposé.

Son diagnostic est facile lorsque l'on observe les séquestres rejetés. Nous avons vu les dangers que la chute de ces voies aériennes pourrait faire courir au malade ; disons seulement que l'haleine du malade acquiert l'odeur infecte de la suppuration osseuse.

Dans des cas heureux, la nécrose est à la partie externe, ou du moins l'élimination se fait du côté des téguments, comme dans notre observation XI. Alors, après la cicatrisation, on observe un rétrécissement cicatriciel du larynx.

Traitement général : celui de la période tertiaire.

Local : celui des rétrécissements. Il consiste, d'après Schrotter à dilater le rétrécissement aves le cône dilatateur auquel il a attaché son nom, et dont nous parlerons à l'article rétrécissement.

Obs. XI (personnel).

Le nommé X..., bijoutier, âgé de 57 ans, a contracté la syphilis en 1848 il fut à cette époque soigné à l'hôpital du Midi par M. le Dr Ricord, et ce fut seulement six ans après que les premiers accidents syphilitiques se manifestèrent dans le larynx.

Ces désordres phonétiques étaient de courte durée mais revenaient assez fréquemment. La voix n'a jamais été totalement éteinte jusqu'en 1868, époque à laquelle notre malade remarqua deux petits points d'un rouge vif, sur le partie antérieure du cou, ils étaient situés, l'un au niveau du cricoïde un peu à gauche de la ligne médiane, l'autre au niveau de l'insertion inférieure du sterno-mastoidien droit. A leur début ces deux points ne formaient pas saillie mais peu à peu ils augmentèrent de volume à peu près symétriquement, cependant la tumeur supérieure prit dès le principe un développement plus considérable de la tumeur pré-sternale.

Au bout d'une année (1869) la tumeur supérieure avait atteint le volume d'un œuf de pigeon, l'autre était beaucoup plus petite. La tumeur pré-sternale tendit à diminuer de volume et quatre années plus tard, elle était disparue laissant seulement à la peau qui la recouvrait une teinte rouge sombre, tandis que la tumeur supérieure se ramollit considérablement; un an après son apparition elle devint douloureuse à la pression, fluctuante, s'affaissa et disparut complètement au bout de cinq ans. Elle avait été comme ombiliquée et avait présenté un point blanchâtre qui se détruisit lui-même, laissant écouler un liquide séro-purulent peu abondant mais dont l'écoulement fut persistant. Ce trajet fistuleux une fois établi n'eut aucune tendance à s'oblitérer. la tumeur alors perdit de son volume. Le malade a remarqué que chaque hiver l'écoulement se suspend quelque temps, qu'il se forme alors une croûte à l'orifice du trajet fistuleux et que la tumeur reparaît avec un empâtement et une rougeur considérables.

Cet état de chose établi, le malade ne suivant aucun traitement, resta dans le même état de santé et voyait se reproduire, bien plus fréquemment que par le passé, ses périodes d'enrouement : sa voix parfois se perdait complètement durant des mois entiers, surtout pendant le temps où l'écoulement de sa fistule était arrêtée ; il souffrait alors beaucoup au niveau du larynx, dans la respiration ; la déglutition était normale.

Au commencement de l'année 1876 le liquide sortant de la fistule acquit une odeur fétide très-prononcée et le malade en retira deux fragments d'une substance dure qui, d'après sa description, ne saurait être autre chose que des parcelles de cricoïde. Ces deux esquilles étaient à peu près de même même forme et mesuraient environ, l'une 1 centimètre 1/2 de loog sur 2^{mm} d'épaisseur, l'autre était un peu moindre. Après l'issue de ces deux fragments la tumeur s'affaissa notablement et la voix resta éteinte durant environ trois mois. Depuis lors, aucune parcelle de corps solide ne sortit par la fistule.

En 1877, le malade voyant sa tumeur reprendre des proportions considérables entra dans le service de M. le professeur Broca qui porta le diagnostic de gomme ulcérée avec nécrose du cricoide. Le malade après quelque temps d'un traitement spécifique sortit dans un état satisfaisant.

Au printemps de cette année (1878), sentant renaître sa tumeur, notre malade retourna dans le service de M. le professeur Broca où il resta trois mois, il en sortit très amélioré pour venir à l'Asile de Vincennes, où je le vois pour la première fois le 20 août.

Le malade présente, sur la moitié inférieure de la face antérieure du cou, une surface un peu élevée, à contours sinueux et d'une configuration rrégulière. Cette surface est rouge sombre, traversée verticalement par deux bandes cicatricielles très saillantes d'un blanc nacré ; au niveau du cricoïde il existe un trajet fistuleux qui laisse arriver le stylet jusque sur le cricoïde que l'on sent, à droite et à gauche, dénudé, couvert de rugosités et d'une consistance spongieuse ; à droite, on arrive sur le thyroïde, dénudée dans une étendue d'environ 1 centimètre carré.

La voix du malade est rauque, éraillée, sa tonalité est abaissée. Le maade accuse au niveau du cricoïde une douleur lancinante qui parfois le réveille la nuit ; il ne ressent rien le jour ; la déglutition est normale ainsi que la respiration. La pression sur le larynx n'est pas douloureuse ; la palpation permet de constater de la raideur dans les mouvements du thyroïde sur le cricoïde, et, au niveau de ce dernier, une dépression notable au fond de laquelle on sent des rugosités très prononcées. Le thyroïde paraît normal. L'examen laryngien pratiqué à plusieurs reprises pendant le séjour du malade à l'Asile m'a permis de constater : une hypertrophie glanduleuse siégeant principalement sur la paroi postérieure du pharynx ; on observe quelques glandules hypertrophiées sur la luette. Les piliers postérieurs du voile du palais portent des taches opalines au nombre de sept, traces d'anciennes plaques muqueuses que le malade dit disparues depuis 8 ans ; on en remarque aussi sur les deux commissures labiales et sur le frein de la langue, la partie sus glottique du larynx présente de la rougeur diffuse avec un peu d'hypertrophie des deux cordes supérieures, principalement de la corde d oite ; les cordes inférieures ne présentent pas de lésions matérielles, elles ont un aspect lactescent, elles ne s'écartent pas complètement l'une de l'autre dans les grandes inspirations. Immédiatement au-dessous d'elles se trouve un espace rétréci à un très haut point et inégalement. Ce rétrécissement porte sur le diamètre latéral, le diamètre antéro-postérieur paraît être normal. La muqueuse à ce niveau est plissée et maintenue par des brides cicatricielles assez saillantes. La trachée dont j'ai pu apercevoir les quatre premiers anneaux, m'a paru saine, le jeu des articulations aryténoïdiennes est diminué et les cordes inférieures dans les plus grandes inspirations perdent environ 2 millimètres de leur écartement. Elles se rapprochent bien et leur bord libre arrive à s'affronter dans l'effort.

Rien d'anormal dans l'arrière-cavité des fosses nasales.

Pendant son séjour à l'asile, le malade a été soumis au traitement spécifique, sa fistule s'est fermée ; il est sorti dans un état relativement satisfaisant.

§ XI. — *Rétrécissements.*

On voit quelquefois (1), à une période assez avancée de la syphilis, des membranes se former à la surface des ulcérations du larynx en voie de cicatrisation, au niveau de la glotte rétrécie. C'est du reste un fait assez rare, puisque sur 270 cas de rétrécissements laryngés, Elsberg n'a pu les observer que 6 fois. Cette lésion, qui peut atteindre

(1) Elsberg (Amer journ. on syph. and dermat., 1874).

le cartilage aryténoïde et l'épiglotte, se produit constamment au niveau de la commissure antérieure des cordes vocales ; c'est le laryngoscope qui permet de distinguer ces rétrécissements membraneux syphilitiques, tant de ceux qui se produisent en dehors de cette maladie, que des autres variétés de rétrécissements d'origine également syphilitique.

Indépendamment des membranes cicatricielles, toute hypertrophie et tout œdème peuvent occasionner le rétrécissement du larynx. Ces rétrécissements sont le plus grand danger dans lequel peuvent être placés les malades atteints de laryngite syphilitique; l'œdème peut en quelques heures emporter le malade. Les autres causes agissent beaucoup plus lentement, aussi laissent-elles, d'avantage le temps de se reconnaître. On comprend aisément que ces rétrécissements peuvent porter sur les parties les plus diverses du larynx.

Ainsi dans une statistique de 25 cas, M. Trélat(1) trouve le siège du rétrécissement 7 fois dans les replis aryténo-épiglottiques, 10 fois dans le larynx, et 5 fois seulement dans la trachée, d'où rareté relative des ulcérations des parties profondes des voies aériennes.

Il n'admet, comme cause de rétrécissement, que les lésions dépassant en profondeur la muqueuse, d'où impossibilité pour les plaques muqueuses de produire des rétrécissements, mais elle peut occasionner un œdème de la glotte qui justifie la trachéotomie. Les rétrécissements du larynx, comme ceux de l'œsophage et du rectum, sont de la période tertiaire; ils sont dus à l'inflammation chronique et à l'hypertrophie des tissus dans lesquels ils se montrent.

____

(1) Des indications de la trachéotomie, etc.).

D'accord avec M. Empis, M. Trélat admet que dans les lésions du larynx la voix est voilée, éteinte ou enrouée et rauque, tandis que dans les lésions trachéales les sons laryngiens sont encore possibles. La cause et le siège du rétrécissement connus, il faut opérer, surtout si le rétrécissement est laryngien ; s'il est trachéal, opérer dans le cas où l'on pourra le franchir et le dilater avec la canule.

A la séance de la Société de chirurgie du 14 avril 1869, M. Trélat accentue davantage son opinion sur la nature tertiaire des rétrécissements laryngiens ; il dénie à la plaque muqueuse le pouvoir de produire autre chose que l'œdème, qui alors affecte une marche très rapide.

Contrairement à cet avis, M. Després fait à la Société de chirurgie (1) une communication au sujet d'une femme de son service à Lourcine, à laquelle il fit la trachéotomie pour les plaques muqueuses végétantes du larynx. En somme, M. Després s'élève contre M. Trélat, disant que non seulement les accidents tertiaires, mais bien aussi les accidents secondaires, peuvent nécessiter l'intervention chirurgicale.

M. Trélat croit que les accidents que présente la malade de M. Després sont d'époque plus ancienne que ne l'accuse ce dernier, bien que la malade ne se plaigne de la gorge que depuis 6 mois.

En somme, voici les conclusions de ce travail, que son importance nous empêche de résumer, et auquel nous ne pouvons mieux faire que de renvoyer.

1° Il existe des lésions syphilitiques des voies respiratoires qui nécessitent la trachéotomie et peuvent apparaître à toutes les périodes de la syphilis; mais elles sont plus fréquentes dans la période tertiaire, leur nature, leur

(1) Després. Bull. de la Soc. de chir., séance du 21 avril 1869.

siège, leur étendue variant ; néanmoins elles sont d'autant plus communes qu'elles se rapprochent davantage de l'órifice supérieur du larynx ;

2° Le début des accidents d'obstruction peut être brusque, mais il est en général assez long et doit être suivi avec attention parce qu'il donne un élément de diagnostic ;

3° L'étude attentive des symptômes et des signes qui caractérisent les obstructions du larynx et celles de la trachée, démontrent qu'il est possible de distinguer ces deux ordres de lésions si importantes et reconnaître au point de vue du pronostic et de la thérapeutique ;

4° La trachéotomie donne d'excellents résultats dans les obstructions laryngiennes ; jusqu'ici elle n'a donné que des revers dans les obstructions trachéales ;

5° Quand l'opération est indiquée elle doit être exécutée sans délai, la mort devant être la conséquence brusque d'un accès de suffocation ;

6° Bien que la trachéotomie offre peu de chances de succès dans les rétrécissements de la trachée, elle doit néanmoins être tentée après un diagnostic qui pourra être rectifié et précisé pendant le cours de l'opération ;

7° Celle-ci pourra être modifiée en raison de la nature des lésions et on ne pourra espérer le succès que s'il est possible de franchir et de dilater le rétrécissement avec une canule appropriée ; en cas contraire l'échec est fatal ;

8° Lorsque la trachéotomie est suivie de guérison, le temps pendant lequel la canule doit être gardée, varie en raison directe des lésions ; il est donc indiqué de reprendre aussitôt que possible après l'opération, et de poursuivre incessamment le traitement médical ;

9° L'emploi de la canule de Broca (à ouverture limitée pendant l'opération) permettra d'apprécier exactement

De Lamallerée.   7

l'époque à laquelle on peut retirer la canule et laisser fermer la plaie sans courir aucun danger.

Comme traitement : section avec le galvano-cautère à plusieurs reprises ; le moyen n'est jamais suivi de récidives. Comme adjuvant, la gymnastique vocale, inhalations astringentes, l'emploi de bougies ou de l'appareil de Schrotter.

En 1872 M. le professeur Parrot (1) a constaté le fait suivant sur une petite fille d'un mois ; l'orifice supérieur du larynx, de forme losangique et considérablement rétréci par le gonflement de la muqueuse qui était d'un gris jaunâtre, n'avait que 5 mill. dans tous les sens ; l'épiglotte diminuée de hauteur, et qui était pour ainsi dire rétractée, était en même temps renversée en arrière.

C'est surtout alors que le rétrécissement est dû à l'œdème, que le traitement général doit être sérieux et que l'on ne doit négliger aucun des moyens de traitement que nous avons indiqués, car en insistant sur le traitement général on peut sauver le malade de la trachéotomie.

M. le Dr Khrishaber, plusieurs fois a réussi par ce moyen à épargner l'opération à plusieurs de ses malades. Il a du reste publié plusieurs observations sur ce sujet dans les annales des maladies du larynx.

Nous même nous avons vu deux succès pareils chez les malades de nos observations.

Ainsi donc, avant de pratiquer l'opération, on doit s'adresser à un traitement énergique et ne se résoudre à opérer qu'alors que l'on n'arrive pas à dominer les progrès du mal.

(1) Leçons cliniques. Progrès médical de 1872.

INDEX BIBLIOGRAPHIQUE.

Lancereaux. — Traité hist. et prat. de la syphilis, 1re *partie.*

Bell. — De morbis venereis, 1692.

Frascator. — V. Lancereaux, traité hist. et prat. de la syphilis.

Astruc. — De morbis venereis, 1736.

Morgani. — Epitre 42 et 44.

Honoratius Bonnevie. — V. Lancereaux, traité hist. et prat. de la syphilis.

Celse et Arétée. — V. Lancereaux, Traité historique et pratique de la syphilis.

Martial. — Epigrammes, lib. III, no 7.

Swédiaur. — Pracical observation on venereal complaints, 1780.

Zacchinelli. — V. Lancereaux, Traité hist. et prat. de la syphilis.

Buton. — Bull. de l'Ac.. 1824.

Jourdan. — V. Lancereaux, traité hist. et prat. de la syphilis.

Lagneau. — Mal. syph., t. I, p. 277·

Vigier. — Soc. anat., 1833.

Barth. — Soc. anat., 1835.

Deruelles. — Traité des mal. vén., 1836.

Trousseau et Belloc. — De la phthisie laryngée, p. 223.

Cazenave. — Traité des syph., p. 448, 1828.

Cruveilbier, Colin, Barth et Broca. — Bull. de la Soc. anat., 1850.

Vidal (de Cassis). — Traité des mal. vén., p. 414, 1853.

Yvarem. — Métam. de la syphilis, 1854.

L. Labbé. — Bull. de la Soc. anat., juillet 1857.

Virchow. — Syphilis constitutionnelle, 1860, p. 35 et 149.

Bazin. — Leçons théoriques et cliniques, 1860.

Trélat. — Des indications de la trachéotomie dans les laryngites syphilitiques.

Diday. — Gaz. méd. de Lyon, 1860, t. XII, p. 35 et Gaz. hebd. du 11 mai 1860.

Krishaber et Peter. — Dict. encyclop., art. Larynx.

Mandl. — Traité de mal, du larynx et Gaz. des hôp., 18 juillet 1862.

Isambert. — Leçons cliniques. Progrès médical, 1875.

Ferras. — Th. Paris, 1872.

Dance. — Th. Paris, 1864.

Krishaber et Mauriac. — Mémoire sur les laryngopathies syphilitiques.

Rollet. — Dict. encyclop., art. Syphilis laryngée.

Poyet. — Ann. de dermat., 1872 et suiv.

Jackson (H.). — Brit. med. journ., 25 janv. 1873.

Lebert. — Ann. de phys. et de path. gén. et spéc. T. I.

Fauvel. — Clin. et étude sur les ulcér. du larynx et Gaz. des hôp., 1879, n° 67.

Sommerbrodt. — Union médicale de 1871, 2 déc.

Rokitansky. — Stenoses du larynx, vol. III.

Turck. — Recherches cliniques sur les diverses maladies du larxnx. Trad Fritz, 1862.

Czermak. — Du laryngoscope, p. 86.

Parrot. — Leçons clin. Progrès méd. du 24 août 1878.

Rul. Ogez. — Gaz. des hôp., 1856, p. 448.

Sommerbrodt. — Berl. klin. Woch., 1878, n° 13.

Verneuil. — Gaz, des hôp., 1859.

Huguier. — Gaz. des hôp., 1859.

Ehrmann, de Strasbourg. — Des polypes du larynx.

Cornil et Ranvier. — Man. d'histologie.

Guinier, de Montpellier. — Bull. de l'Acad. de méd., séance du 3 avri 1866.

Maunoir. — Bull. de la Soc. anat., 1825, e. 269.

Ed. Fournier. — Leçons cliniques. Gaz. des hôp., 12 janv. 1875.

Bucquoy. — Clin. des 20 et 29 avril 1875 (Gaz. des hôp.).

Schrotter. — Traité des rétrécissements.

Herman Klemm, de Leipzig. — Deustche Klinik, n° 19, mars 1873.

Elsberg. — Amer. journ. of syphilis and dermat., 1874.

Després. — Bull. de la Soc. de chir., séance du 21 avril 1869.

Parrot. — Clin. Progrès méd., 1872.

Krishaber. — Ann. des mal. de l'oreille et du larynx, 1876, n°s 78 et 79.

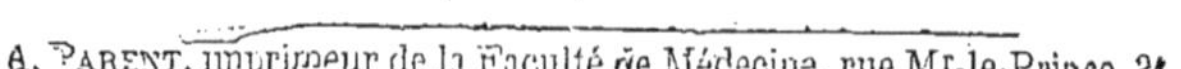

A. Parent, imprimeur de la Faculté de Médecine, rue Mr-le-Prince, 31.

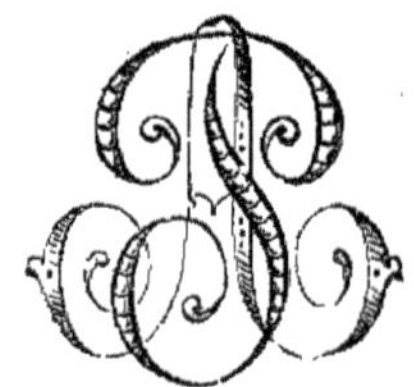